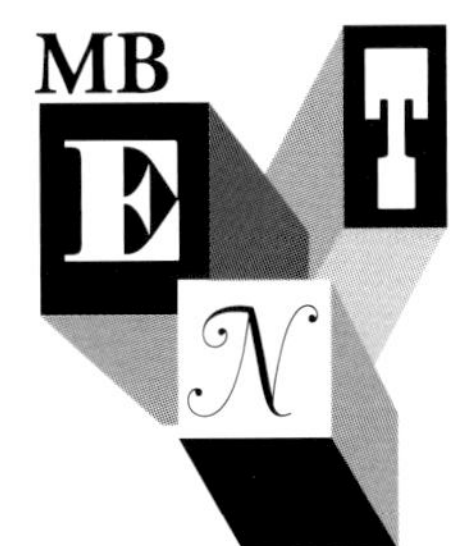

編集企画にあたって……

軟骨伝導は2004年に，私が気導と骨導に次ぐ「第3の聴覚」として発見し，軟骨伝導，Cartilage conduction と命名した．それ以後，奈良県立医科大学において，その基礎研究が行われ，また，軟骨伝導聴覚を用いた新しい補聴器の開発がリオン株式会社と共同で行われた．2023年9月現在で，私たちのグループから25編の論文が英文国際誌に掲載されている．また，2020年頃から，奈良県立医科大学以外のグループの研究成果が英文国際誌に投稿されるようになり，現在少なくとも14編が掲載されている．このことは，奈良県立医科大学から出発した「軟骨伝導」の研究が，日本から世界へと広がる様相を呈していることを表している．

私は，軟骨伝導の発見と同時に，その大きいポテンシャルを感じた．軟骨伝導の応用は医療に留まらず，スマートフォン，スマートグラスなど一般民生用機器としての応用に大きな可能性を秘めていると思った．軟骨伝導の発見までは，音が音源から蝸牛に至る経路は，500年前から知られた気導と骨導しかなかった．従って，音響・聴覚機器も気導と骨導の機器しか存在しなかった．軟骨伝導は気導とも骨導とも異なる経路であるため，その特徴も異なる．この異なる特徴を生かせば，全く新しい音響・聴覚機器が生まれるはずだと考えた．

この発想から，「発見や研究は論文執筆で終わってはならない．製品となって世界の人々に届けられてこそ初めて本当の役に立つ．」という理念が生まれ，MBT(Medicine-Based Town，医学を基礎とするまちづくり)構想を推進することとなった．現在全国から，全業種から約200社が集まってMBTコンソーシアムを形成している．

発見から18年が経過し，2022年10月にオーディオテクニカ社から，一般民生用の軟骨伝導ヘッドホンが発売され，軟骨伝導に関するMBTの理念が実現した．加えて，一般用の辞書にも「軟骨伝導」が掲載され，日本オーディオ協会から「音の匠」として顕彰されるなど，聴覚経路には気導と骨導だけでなく，「軟骨伝導」があることが多くの人々に認識されるようになった．

本書のタイトルを「軟骨伝導聴覚―耳鼻咽喉科医に必要な知識―」としたのは，難聴の患者さんを含め，一般の人々の間で「軟骨伝導」の存在が知られる状況において，耳鼻咽喉科医の先生方には，より深く「軟骨伝導」，特に「軟骨伝導補聴器」についてご理解いただきたいと思ったからである．

2024年1月

細井裕司

KEY WORDS INDEX

和　文

欧　文

WRITERS FILE ライターズファイル（50音順）

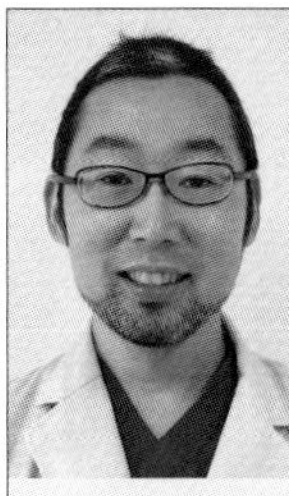

小宗　徳孝
（こむね　のりたか）

2005年　九州大学卒業
県立宮崎病院，研修医
2006年　九州大学病院，研修医
2007年　九州厚生年金病院耳鼻咽喉科
2008年　九州大学病院耳鼻咽喉科
2012～14年　米国フロリダ大学脳神経外科 微小外科解剖教室留学
2014年　九州大学病院耳鼻咽喉科
2016年　同，助教
2022年　同，講師

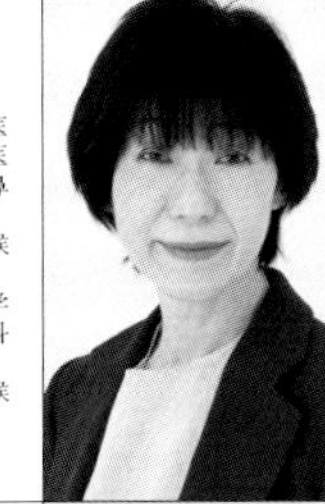

杉内　智子
（すぎうち　ともこ）

1980年　昭和大学卒業
同大学耳鼻咽喉科入局
1982年　関東労災病院耳鼻咽喉科
1985年　昭和大学耳鼻咽喉科，講師
1990年　賛育会病院耳鼻咽喉科
1999年　慈生会病院耳鼻咽喉科，医長
2002年　関東労災病院耳鼻咽喉科，部長
同病院感覚器センター，センター長
2014年　自由が丘 杉内医院，院長

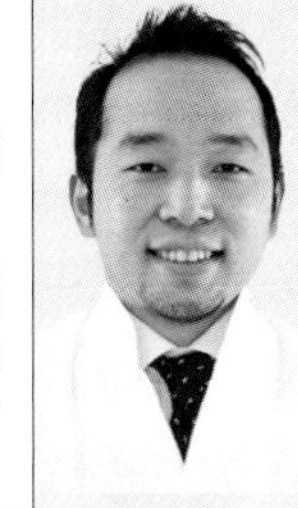

西山　崇経
（にしやま　たかのり）

2009年　杏林大学卒業
慶應義塾大学病院，初期研修医
2010年　済生会宇都宮病院，初期研修医
2011年　慶應義塾大学耳鼻咽喉科入局
済生会宇都宮病院耳鼻咽喉科
2013年　那須赤十字病院耳鼻咽喉科，科長
2014年　横浜市立市民病院耳鼻咽喉科
2017年　慶應義塾大学耳鼻咽喉科，助教
2019年　川崎市立川崎病院耳鼻咽喉科，副医長
2021年　慶應義塾大学医学部，博士（医学）
同大学耳鼻咽喉科，助教
2022年　同，講師

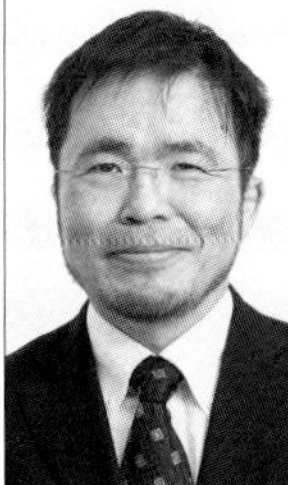

小森　正博
（こもり　まさひろ）

1993年　愛媛大学卒業
同大学耳鼻咽喉科入局
1999年　同大学大学院修了
2003～05年　米国ミネソタ大学留学
2007年　鷹ノ子病院耳鼻咽喉科，部長
2009年　高知大学医学部耳鼻咽喉科，助教
2010年　同，講師

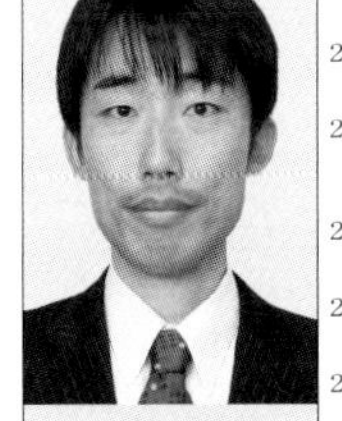

杉本　賢文
（すぎもと　さとふみ）

2006年　名古屋大学卒業
トヨタ記念病院，初期臨床研修医
2008年　同病院，後期臨床研修医
名古屋大学耳鼻咽喉科入局
2011年　あいち小児保健医療総合センター耳鼻いんこう科
2014年　名古屋大学大学院修了（医学系研究科博士課程細胞情報医学専攻）
2015年　同大学大学院医学系研究科頭頸部・感覚器外科学耳鼻咽喉科，助教

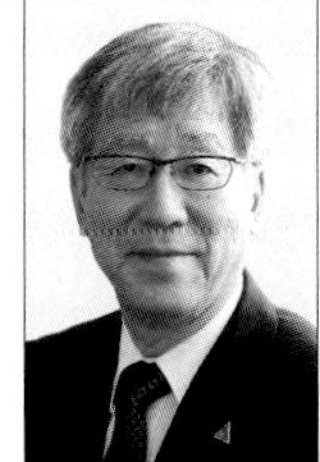

細井　裕司
（ほそい　ひろし）

1975年　奈良県立医科大学卒業
1992年　近畿大学耳鼻咽喉科学講座，助教授
1999年　奈良県立医科大学耳鼻咽喉　頭頸部外科学講座，教授
2005年　同大学附属病院，副院長（兼任）
2012年　公立大学法人奈良県立医科大学住居医学講座，教授（寄附講座）（兼任）
2014年　同大学，理事長・学長
2016年　同大学 MBT 研究所，所長（兼任）

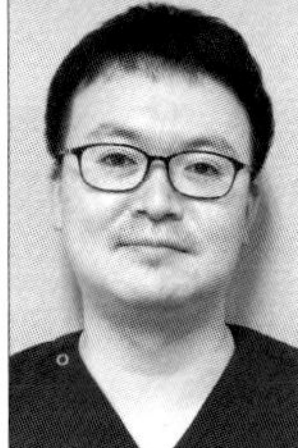

佐藤　剛史
（さとう　たけし）

2006年　国際医療福祉大学卒業
同大学東京ボイスセンター
2011年　同大学修士課程修了
2015年　東北大学耳鼻咽喉・頭頸部外科，助教

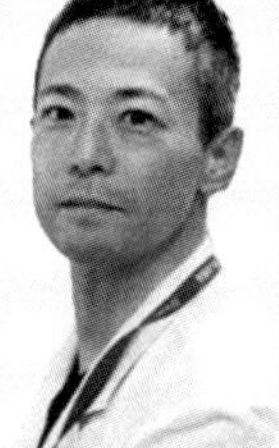

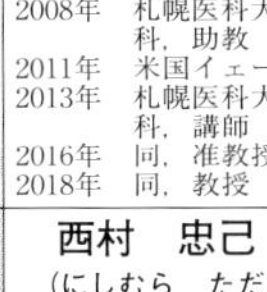

高野　賢一
（たかの　けんいち）

2001年　札幌医科大学卒業
同大学耳鼻咽喉科
2006年　同大学大学院修了
帯広厚生病院耳鼻咽喉科
2007年　帯広協会病院耳鼻咽喉科
2008年　札幌医科大学耳鼻咽喉科，助教
2011年　米国イェール大学留学
2013年　札幌医科大学耳鼻咽喉科，講師
2016年　同，准教授
2018年　同，教授

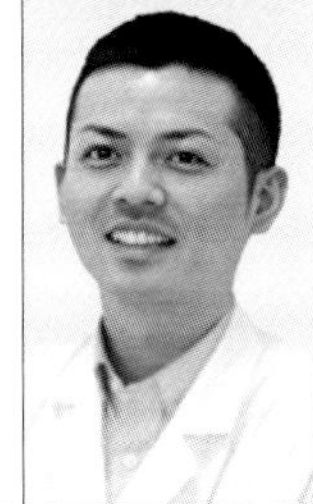

矢間　敬章
（やざま　ひろあき）

2004年　鳥取大学卒業
同大学医学部卒後臨床研修センター，研修医
2006年　同大学医学部耳鼻咽喉科頭頸部外科入局
2008年　草津総合病院頭頸部外科センター
2010年　鳥取大学医学部耳鼻咽喉科頭頸部外科
2014年　同大学大学院修了
2015年　同大学医学部耳鼻咽喉科頭頸部外科，特任助教
2018年　同，助教
2022年　同大学医学部頭頸部診療科群，講師

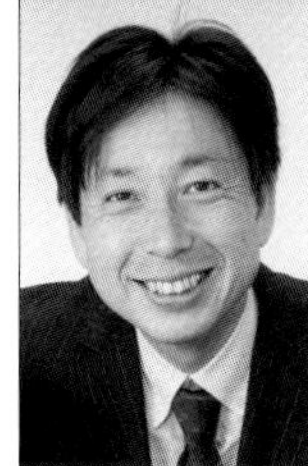

下倉　良太
（しもくら　りょうた）

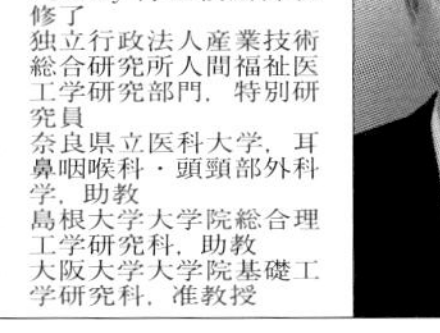

2000年　神戸大学工学部建設学科卒業
2006年　イタリア Bologna University 博士後期課程修了
2007年　独立行政法人産業技術総合研究所人間福祉医工学研究部門，特別研究員
2010年　奈良県立医科大学，耳鼻咽喉科・頭頸部外科学，助教
2014年　島根大学大学院総合理工学研究科，助教
2018年　大阪大学大学院基礎工学研究科，准教授

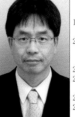

西村　忠己
（にしむら　ただし）

1997年　奈良県立医科大学卒業
同大学耳鼻咽喉科入局
2003年　同大学大学院修了
同大学耳鼻咽喉科，助手
2007年　同，助教
2014年　同大学耳鼻咽喉科・頭頸部外科，学内講師
2016年　同，講師
2023年　同めまい・難聴センター，病院教授

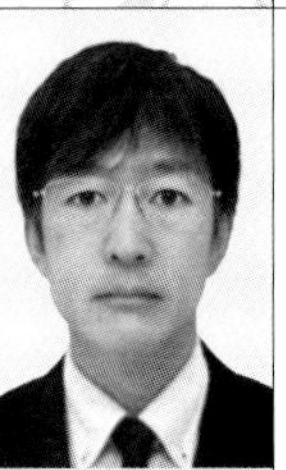

綿貫　敬介
（わたぬき　けいすけ）

1995年　武蔵工業大学機械工学科卒業
1997年　同大学大学院工学研究科修了
リオン株式会社入社

CONTENTS

軟骨伝導聴覚
—耳鼻咽喉科医に必要な知識—

編集企画／細井裕司
奈良県立医科大学，
理事長・学長

Monthly Book ENTONI　No. 294／2024. 3　目次
編集主幹／曾根三千彦　香取幸夫

【ENTONI®（エントーニ）】
ENTONIとは「ENT」（英語のear, nose and throat：耳鼻咽喉科）にイタリア語の接尾辞ONEの複数形を表すONIをつけ，耳鼻咽喉科領域を専門とする人々を示す造語．

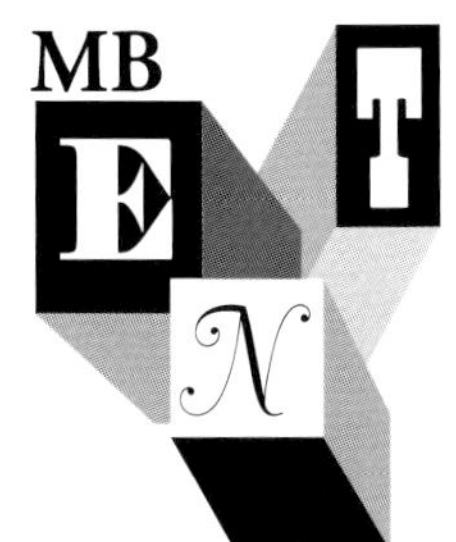

◆特集・軟骨伝導聴覚―耳鼻咽喉科医に必要な知識―

軟骨伝導
―補聴器から音響・通信機器へ，そして社会貢献へ―

細井裕司*

Abstract 軟骨伝導聴覚は発見から19年が経過した．現在，39編の論文が国際誌に掲載されており，学問的には「第3の聴覚」として認められた．次の段階は，この発見を世界の人々に役立つものとするため，軟骨伝導の特徴を活かした新製品の開発である．すでに4つの製品が上市されているが，本稿に示した11の特徴それぞれに着目した新製品の開発が急がれる．その中でもマーケットが大きいのは，スマートフォン，スマートグラス，メガネ型補聴器，通信用インカム，水中のコミュニケーション装置などである．また耳鼻咽喉科医の立場から，軟骨伝導イヤホンが推奨される．その理由は，穴や凹凸がなく耳垢が貯留しないこと，外耳道炎にならないこと，などが挙げられる．このように軟骨伝導の発見は医学的に望ましい，新しい音響製品の開発に寄与し，社会に貢献する段階に入った．

Key words 気導(air conduction)，骨伝導(bone conduction)，軟骨伝導(cartilage conduction)，イヤホン(earphone)，スマートフォン(smartphone)，スマートグラス(smartglasses)

はじめに

軟骨伝導聴覚を発見してから19年が経過した．この間を3期に分けることができる．第1期(2004～2017年)は，基礎研究と補聴器の開発，第2期(2017～2022年)は，一般民生用機器への応用に向けて軟骨伝導のポテンシャルを最大限に発揮するための振動子の開発，第3期(2022年～現在)は，一般民生用機器が次々と発売，または企画され，難聴者だけでなく健聴者が軟骨伝導の恩恵に浴する機会が増加していく時期といえる．

また，別の分類をすれば，学問的な業績と産業的な業績に分けることができる．学問的な業績は研究論文であり，産業的な業績は製品ということになる．製品が開発され，多くの人々に届くことによって，医学的発見が世界の人々に貢献することになる．現在，軟骨伝導は第3期に入り，多くの学問的業績を生み出しているだけでなく，軟骨伝導製品の超高齢社会への貢献など世の中を変革するところまできた．題目4以降の9つの題目(pp. 25-83)では軟骨伝導補聴器をテーマとしている．本稿では，音響学会で取り上げられるテーマ，産業としての軟骨伝導について，以下に紹介する．

軟骨伝導とは

図1に音源から蝸牛までの音伝導の3経路を示す．500年以上前から知られていた気導，骨導に対し，軟骨伝導は2004年に筆者が発見した第3の経路である．外耳道が正常の人については，骨の振動を要せず，軟骨部外耳道の振動が外耳道内に音を生成し，鼓膜，中耳を通って蝸牛に伝わる．図2に軟骨伝導振動子の装着位置として適した3つの部位を示す．耳珠，耳甲介腔，耳介裏である．

軟骨伝導の歴史

表1に軟骨伝導の歴史を示す．その歴史を眺めると，最初の9年間は，軟骨伝導が「第3の聴覚」であることの理解が得られず，苦難の連続であっ

* Hosoi Hiroshi，〒634-8522 奈良県橿原市四条町840　公立大学法人奈良県立医科大学，理事長・学長

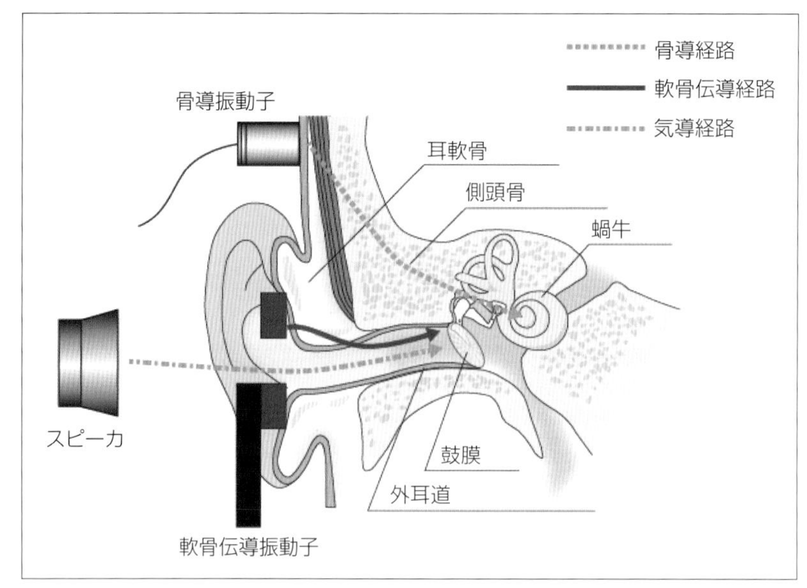

図 1. 音源から蝸牛までの3経路

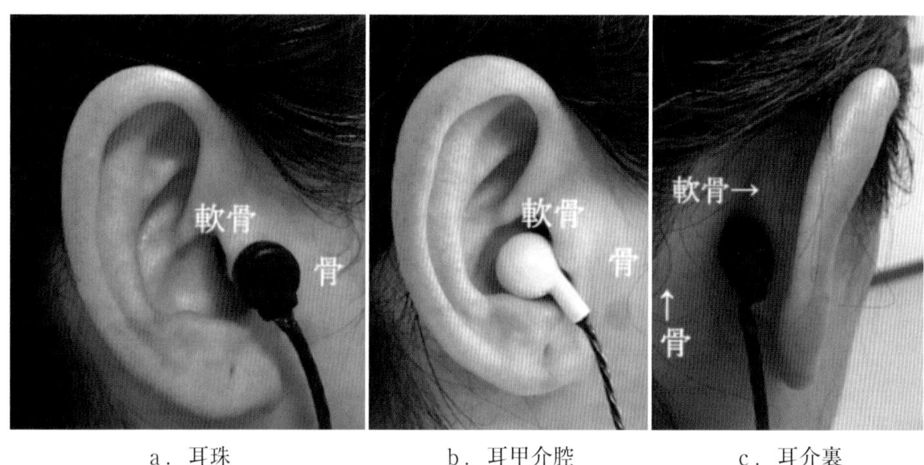

a．耳珠　　b．耳甲介腔　　c．耳介裏

図 2. 軟骨伝導振動子の装着位置

た．特に，頭蓋骨の振動を要しないにもかかわらず「軟骨」という用語に「骨」が含まれていることから，骨導の一種と誤解された．2013年頃から，気導や骨導と異なる「第3の聴覚」として，認識されるようになり，国際的な科学誌に多くの論文が掲載されるようになった．

2017年にリオン社が軟骨伝導補聴器を発売し，医学的発見である軟骨伝導の医療機器への応用が始まった．2019年に軟骨伝導の世界普及を目的とする「(株)CCHサウンド」が設立され，リーズナブルな価格で高性能の「軟骨伝導振動子」を開発した．CCHサウンド社は，軟骨伝導に関する世界特許の大部分の独占実施権を有している．この特許を使用して，2022年にオーディオテクニカ社から一般民生用機器である軟骨伝導ヘッドホンが発売され，2023年には窓口用軟骨伝導イヤホンが高齢者・難聴者福祉に貢献するようになった．

学問的地位の確立，研究論文[1)～39)]

参考文献に筆者が把握している軟骨伝導の論文を示す．最初の15編は奈良県立医科大学の業績であるが，以後他機関からの業績も増加し，徐々に世界に広がっていることを示している．アメリカ音響学会での基調講演，ハーバード大学での招待講演，ミシガン大学との共同研究，国立インドネシア大学での招待講演や共同研究，オーストラリ

表 1. 発見から現在までの歴史を振り返る

- **2004 年**：軟骨伝導聴覚現象「第 3 の聴覚」を発見
- **2004 年**：軟骨伝導の発見と同時に，その応用製品について記載．スマホ，補聴器など
- **2004 年**：この発見を機に，「発見，研究は論文執筆で終わってはならない．製品となって初めて人々の役に立つ．」の MBT の理念を提唱
- **2004～2007 年**：専門学会においても，軟骨伝導を「第 3 の聴覚」と理解できない人がおり，骨導の外耳道成分と主張された．
- **2004～2013 年**：約 9 年間は 1 編を除いて，英文国際誌に論文は accept されなかった．（先行研究のない発見が認められることの困難を痛感した．現在は世界で 39 編の論文掲載）
- **2007 年～**：リオン社と軟骨伝導補聴器（主として外耳道閉鎖症用）の共同開発
- **2008 年度～2010 年度**：厚生労働科学研究費 3,000 万円
- **2010～2019 年**：多くの企業に「軟骨伝導」を紹介．一般民生用機器の開発を要請．また，軟骨伝導を世界に普及させるための企業の設立を要請
- **2013 年度～2015 年度**：経済産業省の助成 2 億 1,700 万円
- **2017 年**：リオン社から世界初の軟骨伝導補聴器（医療機器）発売
- **2019 年**：軟骨伝導の世界普及を設立目的とする CCH サウンド社が設立された．（世界の軟骨伝導の特許の大部分の独占実施権をもつ．）
- **2020 年～**：多くの企業が種々の軟骨伝導製品の開発に乗り出す．
- **2022 年**：軟骨伝導世界普及のためのコンソーシアム設立（会員 47 社）
- **2022 年**：オーディオテクニカ社から世界初の軟骨伝導ヘッドホン（民生用）発売
- **2023 年**：TRA 社から世界初の集音器（窓口用，個人用）（非医療機器）発売
- **2023 年**：CCH サウンド社が HeCNOS Award（大阪産業局，大阪関西万博関連）受賞
- **2023 年**：細井が日本オーディオ協会の 2023 年「音の匠」に選定される．

アのクイーンズランド大学やラトローブ大学での招待講演など，世界に広める機会を得ることが多くなった．

耳鼻咽喉科医として軟骨伝導イヤホンを勧める理由
―通常のカナル型気導イヤホンに対する優位性―

筆者は，耳の健康を守る立場の耳鼻咽喉科医として，通常のカナル型イヤホンに対して優れた特徴をもつ軟骨伝導イヤホンの使用を勧めている．その理由は以下の 6 つである．

1．清潔（次項の特徴 10 参照）

通常のカナル型イヤホンは，音が出る穴があり凹凸があるため，耳垢が貯留する．軟骨伝導イヤホンは穴がなく表面平滑で完全な球形であり，耳垢が貯留せず清潔である（図 3）．

2．外耳道炎や外耳道真菌症の心配がない（次項の特徴 11 参照）

カナル型イヤホンのように外耳道内に挿入せず，耳甲介腔に置く形で使用するため，外耳道の病気（外耳道炎，外耳道真菌症）の原因にならない（図 4）．

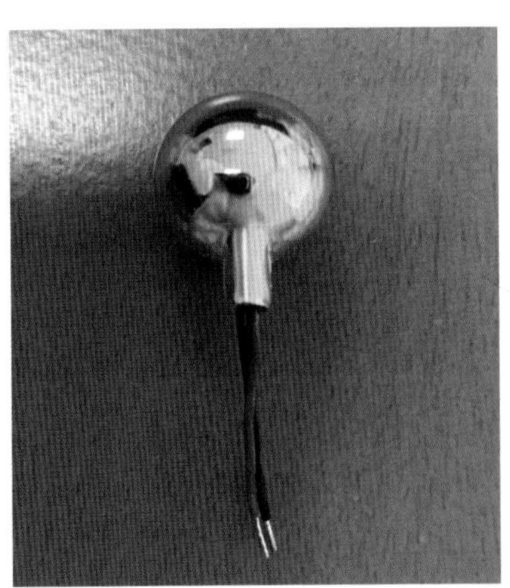

図 3. CCH サウンド社のサウンドボール
真球形，音の出る穴がない，表面平滑で衛生的
ユニークな球状イヤホンのデザインは，特許 6284704 号（2012 年出願）中で開示

3．耳閉感がない

外耳道内に挿入しないため，不愉快な耳閉感がない（図 4）．

4．テレビを見たり会話をしながらの食事に支障がない

カナル型イヤホンにおいては，外耳道を閉鎖するため，食事どきに咀嚼音が響くが，軟骨伝導イヤホンは外耳道を開放して使用するため，咀嚼音が響かない．

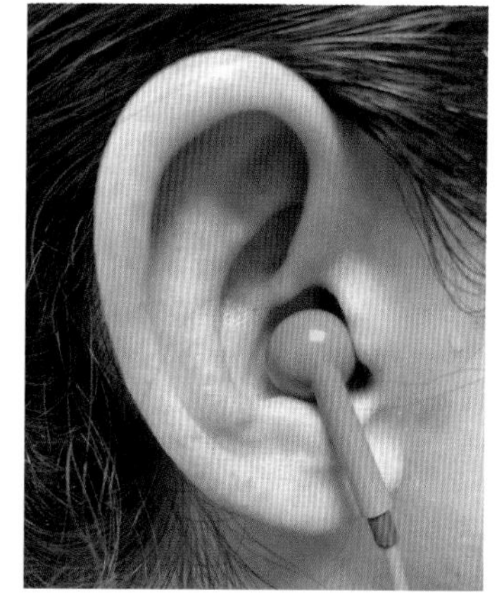

図 4．軟骨伝導イヤホン装着の様子
外耳道内に挿入しない．外耳道を閉鎖しない

5．音声が明瞭

音源がイヤホン使用者の外耳道内にできるため，音声が明瞭に聞こえる（図 5）．

6．確実な聴取によるストレスの軽減（次項の特徴 1 参照）

通信音，周囲音の確実な聴取はストレスの軽減につながる．

軟骨伝導の骨導に対する「100 対 0」の優位性

表 2 に，第 2 の音伝導経路「骨導」と「軟骨伝導」の比較を示す．軟骨伝導は，外耳道を開放して使用できるなどの骨導の長所をすべてもっており，表に示すようにすべての点において軟骨伝導が勝っている．

軟骨伝導の新産業への応用

軟骨伝導の 11 の特徴に着目して，新製品の開発が行われている．

特徴 1：通信音，周囲音ともに両耳で聞ける

イベント会場や警察，消防などで通信装置が使用されているが，すべて片耳で通信音を聞き，もう一方の耳で周囲の音を聞いている．片耳なので通信音を聞き間違うことも多く，また周囲の音もステレオで聞けない．軟骨伝導イヤホンを用いれば，通信音も周囲の音も両方両耳でステレオで聴

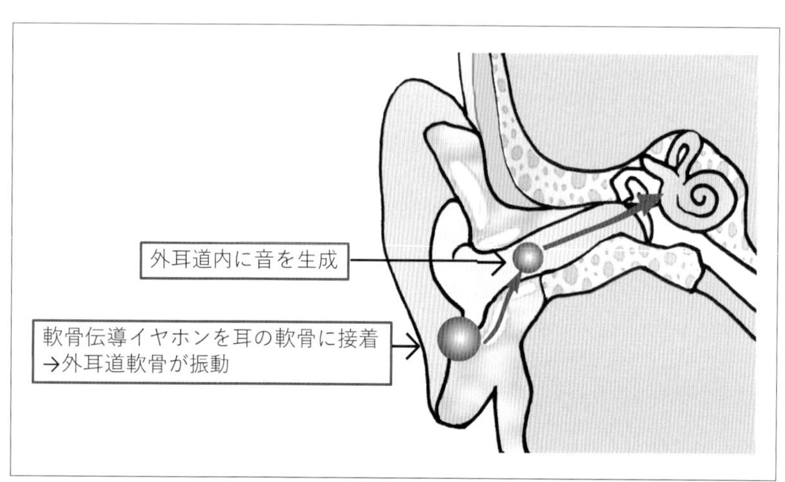

外耳道内に音を生成
軟骨伝導イヤホンを耳の軟骨に接着
→外耳道軟骨が振動

図 5．
外耳道・中耳正常者の主な軟骨伝導のメカニズム
軟骨を振動させることによって，外耳道内に気導音を生成する．骨の振動は不要．耳の中に音が生成されるので，音声が明瞭に聞こえる

表 2． 骨導イヤホンに対する軟骨伝導イヤホンの優位性 100 対 0

種類	骨伝導	軟骨伝導
① 側頭骨の振動	必須	不要
② 振動子による圧迫	必要 圧着（痛い）	不要 接触（痛くない）
③ 消費電力	大	小
④ 両耳聴（ステレオ感，方向感など）	小	大
⑤ 音漏れ	大	小

治験の結果	骨伝導イヤホン補聴器装用者 41 人中 39 人が軟骨伝導イヤホン補聴器に乗り換えた. （Otology & Neurotology 39：65-72, 2018）

取できる．

特徴 2：完全なステレオ

骨伝導は，2 つの振動子からの音が頭蓋骨で融合され一つの音情報になるので，左右の蝸牛の入力に位相差と強度差が生じずステレオにならない．軟骨伝導は左右の軟骨に入力された音情報はそれぞれの蝸牛で処理されるので，完全なステレオになる．

特徴 3：音漏れが小さい

音がイヤホン使用者の外耳道内に生成されるので，隣の人に聞こえにくい．骨伝導イヤホンより振動エネルギーが小さいので，音漏れが少ない．

特徴 4：ツマミ操作なく音量とS/Nが調節できる

軟骨伝導音の入力ポイントを耳珠にした場合，振動子の押圧を加減することで，音量を調節できる．耳珠に押圧をかけて，外耳道を閉鎖すれば，外耳道閉鎖効果が働いて，内部音である軟骨伝導音が大きくなり，同時に外界からの気導音が遮断され，S/N が瞬時に改善される．特に，スマートフォンで有効であるが，イヤホンでも外耳道を閉鎖することにより，この効果を利用できる(図6)．

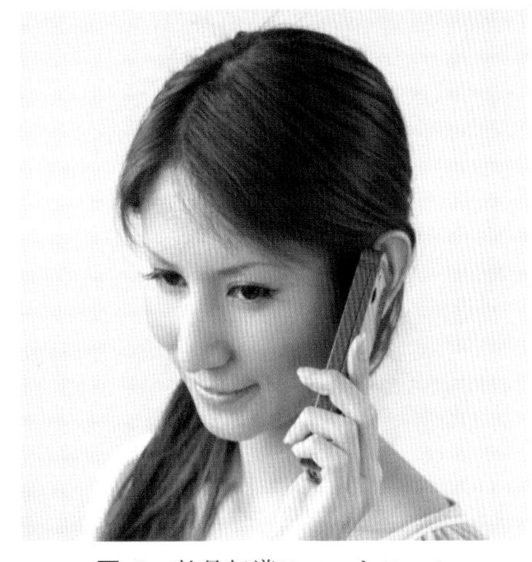

図 6．軟骨伝導スマートフォン
ツマミ操作なく手加減だけで音量を自在に調節できる．騒音下でも手加減でS/Nを調節することにより，聞きやすい

特徴 5：指を介して音声を聞くことができる

指に音情報を含む振動を与え，指を耳軟骨に接触させると軟骨伝導が起こり，外耳道内に気導音が生成される．腕時計型電話で利用できる(図7)．

特徴 6：耳介裏から音入力ができる

外耳道軟骨を耳介裏から駆動する製品においては，他人からみて耳周囲に何も装着されていないことになる．メガネのツルの端に振動子を装着す

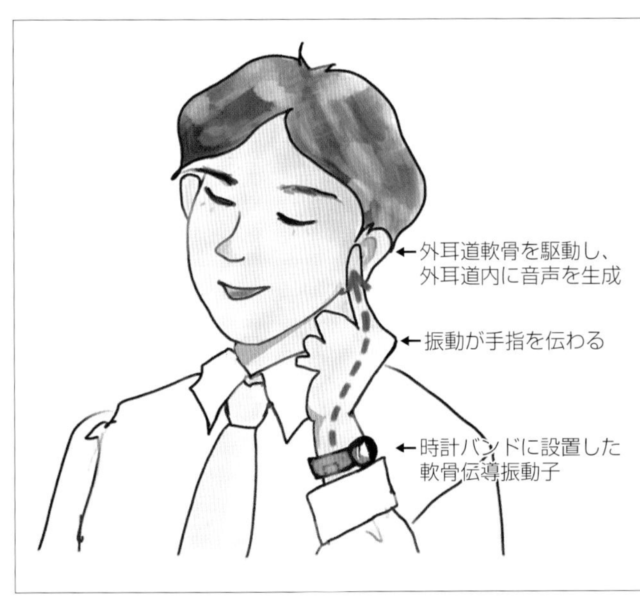
←外耳道軟骨を駆動し、
外耳道内に音声を生成
←振動が手指を伝わる
←時計バンドに設置した
軟骨伝導振動子

図 7．腕時計型電話
腕時計やリストバンドに組み込まれた振動子からの振動が指を伝って指先に達し，指先の振動が耳軟骨を振動させることによって明瞭に会話音が聞こえる

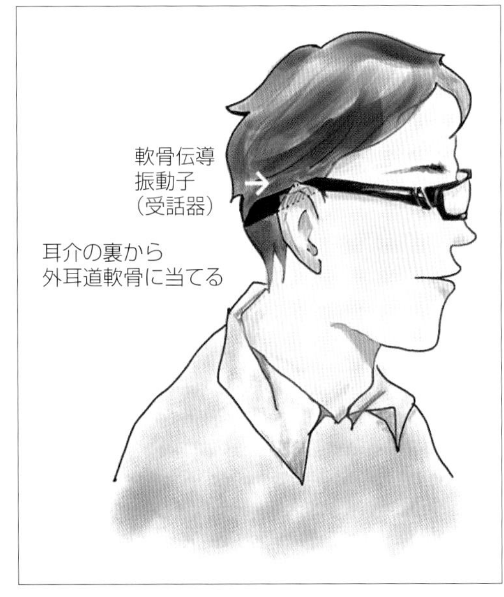
軟骨伝導
振動子
(受話器)
耳介の裏から
外耳道軟骨に当てる

図 8．スマートグラス(ゴーグル型端末)
メガネのツルの端にある振動子が，耳介の後ろから軟骨部外耳道を振動させて音声を聞く．メガネ型電話・補聴器などに応用できる

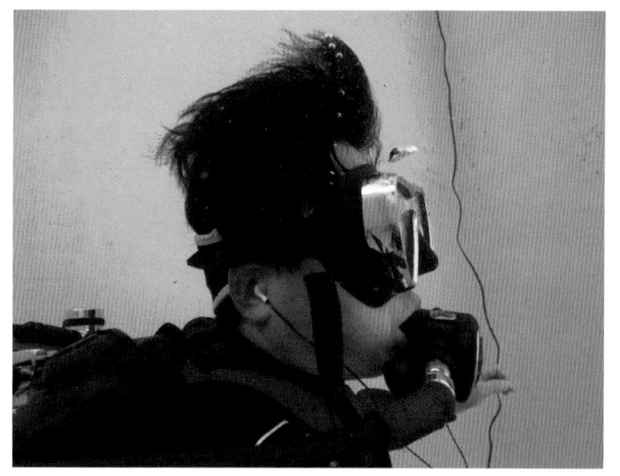

図 9. 水深 4 m での軟骨伝導音聴取実験
良い音質で音楽が聞けた

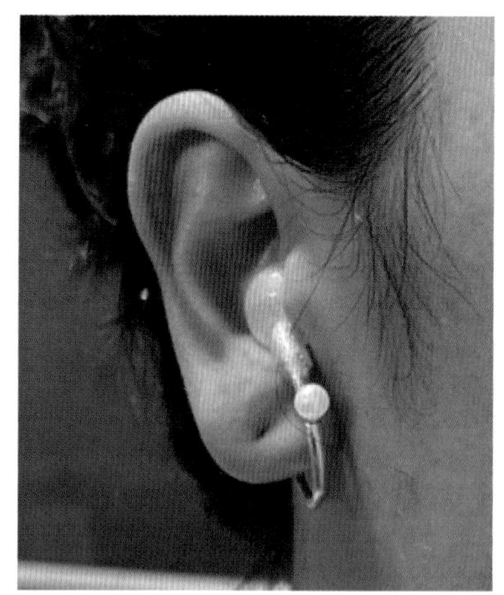

図 10. Sound jewelry
軟骨伝導は聞こえる宝石を可能にする．写真はサウンドイヤリングを示す

れば，メガネをかけるだけで，自分だけが聞こえるステレオサウンドが楽しめる．ゴーグル型端末，補聴器・集音器で活用できる(図 8)．

特徴 7：振動板が不要である

振動板は使用者の外耳道軟骨なので，振動板が不要である．小さい振動子だけで，音を外耳道内に生成する．ペン型電話などの小さいスピーカが要求される場合に有効である．

特徴 8：水中でよく聞こえる

図 9 に水深 4 m において軟骨伝導イヤホンで音楽を聞く実験の様子を示す．水中では気導イヤホンは使用できない．従来は骨導イヤホンを使用していたが，骨導に対する軟骨伝導の優位性から，将来は水中では軟骨伝導が主流になると予測できる．実験結果は，水中でもよい音質で音楽が聞けた．

特徴 9：Sound jewelry

軟骨伝導イヤホンは真球状とすることができる．音孔はなく，凹凸もない．つまり，通常のイヤホンの形状と異なり宝飾品になり得る(図 10)．

特徴 10：清潔，衛生的

通常の気導イヤホンには音の出口が開いており，凹凸がある．音の出口に耳垢が貯留することがあり，不潔になる．特に，金融機関や役所などの窓口で，複数の人が同じイヤホンを使用する場合においては，通常のイヤホンは使用できない．個人が使用する場合においても，音の出口の耳垢を完全に除去し，清潔を保つことは難しい．多数の人が使用する窓口用聴覚補助装置は軟骨伝導によってはじめて実現した(図 3，11)．

特徴 11：外耳道炎にならない，外耳道真菌症にならない

近年，イヤホンを外耳道内に挿入することに起因する外耳道炎や外耳道真菌症が増加している．軟骨伝導イヤホンは外耳道内に挿入せず，外耳道を閉鎖しないので，外耳道の病気の原因にならない(図 4)．

軟骨伝導の超高齢社会に対する貢献

＜高齢者・難聴者が活躍できる環境整備―窓口用軟骨伝導イヤホン―＞

高齢人口の増加に伴って，高齢者が生き生きと活躍できる社会の実現が求められている．金融機関や役所の窓口には目が見えにくい高齢者のために老眼鏡が準備されているが，耳の聞こえにくいことに対しては何の対策もなされてこなかった．その理由として有効な対策がなかったことが挙げられる．スピーカを使えば隣の人にも聞こえ，プライバシーが保てない．通常の気導イヤホンを用いれば，音の出口や凹凸部に前に使用した人の耳垢が付着し，不潔で使用できなかった．軟骨伝導の応用により，清潔，衛生的なイヤホンが誕生したことから，窓口で高齢者が聞こえで困らない環

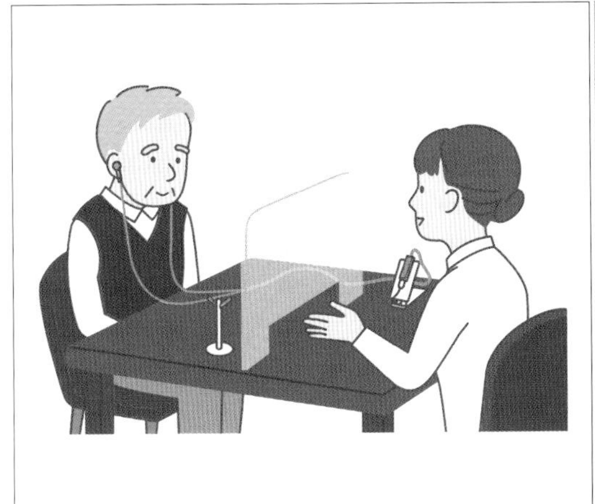

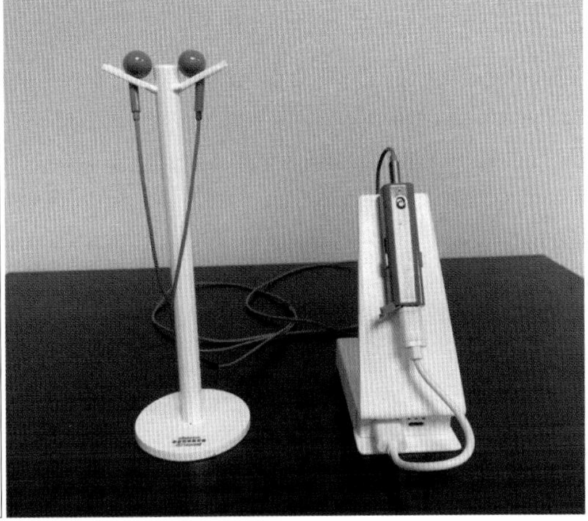

a|b

図 11.
a：軟骨伝導イヤホンを用いての加齢性難聴者との対話
b：窓口用軟骨伝導イヤホン一式

境整備が進められるようになった(図 11).

終わりに—今後—

500 年以上の歴史がある気導や骨伝導に比較して，軟骨伝導は発見からわずか 19 年である．今後，骨導製品の大部分と気導製品の何割かが軟骨伝導製品に置き換わっていくと予想している．

参考文献

1) Hosoi H, Yanai S, Nishimura T, et al：Development of cartilage conduction hearing aid. Arch Mat Sci Eng, **42**：104-110, 2010.
2) Shimokura R, Hosoi H, Nishimura T, et al：Aural cartilage vibration and sound measured in the external auditory canal for several transducer positions. J Temporal Des Arch Environ, **12**：137-143, 2013.
3) Nishimura T, Hosoi H, Saito O, et al：Benefit of a new hearing device utilizing cartilage conduction. Auris Nasus Larynx, **40**：440-446, 2013.
4) Shimokura R, Hosoi H, Iwakura T, et al：Development of monaural and binaural behind-the-ear cartilage conduction hearing aids. Appl Acoust, **74**：1234-1240, 2013.
5) Shimokura R, Hosoi H, Nishimura T, et al：Cartilage conduction hearing. J Acoust Soc Am, **135**：1959-1966, 2014.
Summary 軟骨伝導は，軟骨の振動が骨に伝わるのではなく，あたかも外耳道軟骨が振動板の役割を果たすメカニズムであることを示した．
6) Nishimura T, Hosoi H, Saito O, et al：Is cartilage conduction classified into air or bone conduction? Laryngoscope, **124**：1214-1219, 2014.
7) Morimoto C, Nishimura T, Hosoi H, et al：Sound transmission of cartilage conduction in the ear with fibrotic aural atresia. J Rehabil Res Dev, **51**：325-332, 2014.
8) Nishimura T, Hosoi H, Saito O, et al：Cartilage conduction is characterized by vibrations of the cartilaginous portion of the ear canal. PLoS One, **10**(3)：e0120135, 2015. doi：10.1371/journal.pone.0120135.
9) Nishimura T, Hosoi H, Saito O, et al：Cartilage conduction efficiently generates airborne sound in the ear canal. Auris Nasus Larynx, **42**：15-19, 2015.
10) Shimokura R, Hosoi H, Nishimura T, et al：Simulating cartilage conduction sound to estimate the sound pressure level in the external auditory canal. J Sound Vib, **335**：261-268, 2015.
11) Miyamae R, Nishimura T, Hosoi H, et al：Perception of speech in cartilage conduction. Auris Nasus Larynx, **44**：26-32, 2017.
12) Nishimura T, Hosoi H, Saito O, et al：Cartilage conduction hearing aids for severe conduction hearing loss. Otol Neurotol, **39**：65-72, 2018.
Summary 骨導イヤホンの補聴器装用者 41 人中 39 人が軟骨伝導イヤホンに乗り換えた．骨導に対する軟骨伝導の優位性を示している．
13) Hosoi H, Nishimura T, Shimokura R, et al：Cartilage conduction as the third pathway for

sound transmission. Auris Nasus Larynx, **46**：151-159, 2019.

Summary 軟骨伝導の総説である．軟骨伝導聴覚を多面的に解説し，気導と骨導とは異なる「第３の聴覚」であることから，聴覚の新分類を提唱した．

14）Nishimura T, Miyamae R, Hosoi H, et al：Frequency characteristics and speech recognition in cartilage conduction. Auris Nasus Larynx, **46**：709-715, 2019.

15）Nishimura T, Hosoi H, Saito O, et al：Effect of fixation place on airborne sound in cartilage conduction. J Acoust Soc Am, **148**：469-477, 2020.

16）Sakamoto Y, Shimada A, Nakano S, et al：Effects of FM system fitted into the normal hearing ear or cartilage conduction hearing aid fitted into the affected ear on speech-in-noise recognition in Japanese children with unilateral congenital aural atresia. J Med Invest, **67**：131-138, 2020.

17）Nishimura T, Hosoi H, Saito O, et al：Sound localisation ability using cartilage conduction hearing aids in bilateral aural atresia. Int J Audiol, **59**：891-896, 2020.

18）Akasaka S, Nishimura T, Hosoi H, et al：Benefits of Cartilage Conduction Hearing Aids for Speech Perception in Unilateral Aural Atresia. Audiol Res, **11**：284-290, 2021.

19）Nishimura T, Hosoi H, Shimokura R：Cartilage Conduction Hearing and Its Clinical Application. Audiol Res, **11**：254-262, 2021.

20）Nishimura T, Hosoi H, Sugiuchi T, et al：Cartilage conduction hearing aid fitting in clinical practice. J Am Acad Audiol, **32**：386-392, 2021.

21）Blondé-Weinmann C, Joubaud T, Zimpfer V, et al：Characterization of cartilage implication in protected hearing perception during direct vibro-acoustic stimulation at various locations. Appl Acoust, **179**：108074, 2021.

22）Ronny S, Dini WW, Tri JA, et al：Clinical Trial for Cartilage Conduction Hearing Aid in Indonesia. Audiol Res, **11**：410-417, 2021.

23）Nishimura T, Hosoi H, Saito O, et al：Effect of transducer placements on thresholds in ears with an abnormal ear canal and severe conductive hearing loss. Laryngoscope Investigative Otolaryngology, **6**：1429-1435, 2021.

24）Nishiyama T, Oishi N, Ogawa K：Efficacy of cartilage conduction hearing aids in children. Int J Pediatr Otorhinolaryngol, **142**：110628, 2021.

25）Komune N, Higashino Y, Ishikawa K：Management of Residual Hearing with Cartilage Conduction Hearing Aid after Lateral Temporal Bone Resection：Our Institutional Experience. Audiol Res, **11**：263-274, 2021.

26）Shiraishi K：Sound Localization and Lateralization by Bilateral Bone Conduction Devices, Middle Ear Implants, and Cartilage Conduction Hearing Aids. Audiol Res, **11**：508-523, 2021.

27）Shimokura R, Nishimura T, Hosoi H：Vibrational and Acoustical Characteristics of Ear Pinna Simulators That Differ in Hardness. Audiol Res, **11**：327-334, 2021.

28）Nishiyama T, Oishi N, Ogawa K：Who are good adult candidates for cartilage conduction hearing aids? Eur Arch Otorhinolaryngol. Eur Arch Otorhinolaryngol, **278**：1789-1798, 2021.

29）Nishimura T, Hosoi H, Sugiuchi T, et al：Factors Influencing the Purchase Rate of Cartilage Conduction Hearing Aids. J Am Acad Audiol, **3**：14-22, 2022.

30）Nairn EM, Chen AS, Nishimura T, et al：Hearing Outcomes of a New Cartilage Conduction Device vs Bone Conduction Devices. Otolaryngol Head Neck Surg, **168**：821-828, 2023.

31）Shimokura R, Nishimura T, Hosoi H：Manipulating the Hardness of HATS-Mounted Ear Pinna Simulators to Reproduce Cartilage Sound Conduction. Appl Sci, **12**：12532, 2022.

32）Kitama T, Nishiyama T, Iwabu K, et al：Comparison of Cartilage Conduction Hearing Aid, Bone Anchored Hearing Aid, and ADHEAR Case Series of 6 Patients with Conductive and Mixed Hearing Loss. Appl Sci, **12**：12099, 2022.

33）Nishimura T, Hosoi H, Morimoto C, et al：Comparison of Cartilage Conduction Hearing Devices Designed by Ear Impression and Computed Tomography. Appl Sci, **13**：6152, 2023.

34）Nishimura T, Hosoi H, Shimokura R, et al：

Cartilage Conduction Hearing Aids in Clinical Practice. Audiol Res, **13** : 506-515, 2023.
35) Takai S, Sato T, Miyakura Y, et al : Examination of Factors Affecting the Likelihood of Whether Individuals Would Purchase Cartilage Conduction Hearing Aids. Audiol Res, **13** : 347-356, 2023.
36) Kakuki T, Miyata R, Yoshida Y, et al : The Effects of Utilizing Cartilage Conduction Hearing Aids among Patients with Conductive Hearing Loss. Audiol Res, **13** : 408-417, 2023.
37) Yazama H, Arii S, Kataoka H, et al : In Vivo Measurement of Ear Ossicle and Bony Wall Vibration by Sound Stimulation of Cartilage Conduction. Audiol Res, **13** : 495-505, 2023.
38) Sugimoto S, Yoshida T, Fukunaga Y, et al : Comparative Analysis of Cartilage Conduction Hearing Aid Users and Non-Users : An Investigative Study. Audiol Res, **13** : 563-572, 2023.
39) Li B, Lee S, Cao Z, et al : Brown TH, Zhao F. A Systematic Review of the Audiological Efficacy of Cartilage Conduction Hearing Aids and the Factors Influcncing Their Clinical Application. Audiol Res, **13** : 636-650, 2023.

MB ENT, 294：11-16, 2024

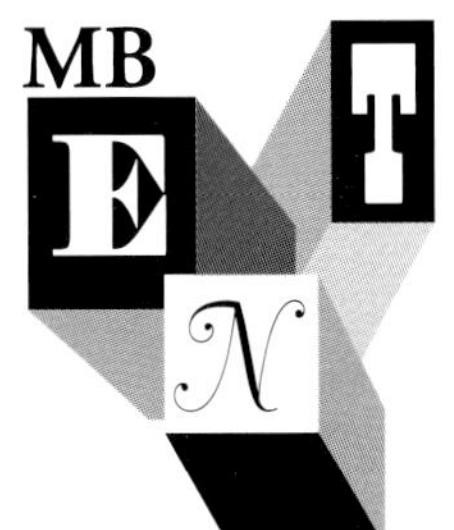

◆特集・軟骨伝導聴覚─耳鼻咽喉科医に必要な知識─

軟骨伝導の音の伝導経路
─気導，骨導，軟骨伝導の違い─

西村忠己*

Abstract 耳軟骨に振動を与えて音を伝える軟骨伝導を用いた新しい補聴器は軟骨伝導補聴器と呼ばれる．主に外耳道閉鎖症などに対する新しい補聴手段として活用されていることから，軟骨伝導は骨導と混同されることも多い．しかしながら，軟骨伝導は，気導，骨導とは異なる特徴を有しており，両者とは異なる新しい伝導様式である．音の伝導は，耳軟骨が振動スピーカにおける振動板の役割を果たすことで効率的に外耳道内に発生した音が，中耳伝音系を通して内耳に伝わる軟骨気導経路が重要な役割を果たす．この外耳道内に発生した軟骨気導音の働きで，振動子が耳軟骨に接触していないときと比べて良好な聞こえが得られる．振動で音を伝える骨導に近い特徴とともに中耳伝音系を通して内耳に音を伝える気導に近い特徴を有している軟骨伝導は「音が耳軟骨の機械振動を通して内耳へ伝えられること」と説明することができる．

Key words 軟骨気導経路(cartilage-air conduction)，軟骨気導音(cartilage-air sound)，外耳道閉鎖症(aural atresia)，外耳道閉鎖耳(atretic ear)，軟組織経路(fibrotic tissue pathway)

はじめに

細井は2004年に振動子から発振される音が，気導あるいは骨導で聞くよりも，耳の軟骨に振動子を当てることで良好な聞こえが得られることを発見し，軟骨伝導と名付けた[1]．その後，軟骨伝導に関する様々な研究が行われ[2)3)]，臨床応用として軟骨伝導補聴器が2017年11月に発売となり，活用されている．さらに近年，軟骨伝導を利用したイヤホンや集音器などの民生品も発売され，活用範囲は拡大してきている．この新しい伝導様式を有用に活用していくためには，軟骨伝導とはどのような伝導様式であるのか，気導，骨導とどこが異なるのかを理解する必要がある．

気導と骨導の音の伝導経路

気導ならびに骨導は古くから知られている伝導経路であり，日本聴覚医学会の用語集ではそれぞれ「音が外耳と中耳を通して内耳へ伝えられること」，「音が頭がい(蓋)骨と軟部組織の機械振動を通して内耳へ伝えられること」[4]と説明されている．

気導はもっとも一般的でもっとも活用されている音の伝導様式である．空気の振動(疎密波)である音は，自然界で様々な物体から発振され空気中を伝搬している．聴覚検査などで気導で呈示するときは，ヘッドホンやスピーカなどを用いて音を発振し測定に利用する．通常，耳介で集音された音は外耳道内を伝搬し，鼓膜を振動させ，耳小骨を駆動し内耳へと伝わる．この音が伝わる経路が気導経路であり，この経路で音を伝えるための伝導様式が気導である．

軟部組織などを介して頭蓋骨に振動を与えることで，側頭骨内の内耳に振動が伝わる．骨導経路は，一般的にこの頭蓋骨の振動を介した音の伝導経路と理解されており，この経路で音を伝える伝導様式が骨導である．一方，厳密には，骨導で呈示された音の伝導経路は単純ではない．振動が直

* Nishimura Tadashi，〒634-8522 奈良県橿原市四条町840　奈良県立医科大学耳鼻咽喉・頭頸部外科めまい・難聴センター，病院教授

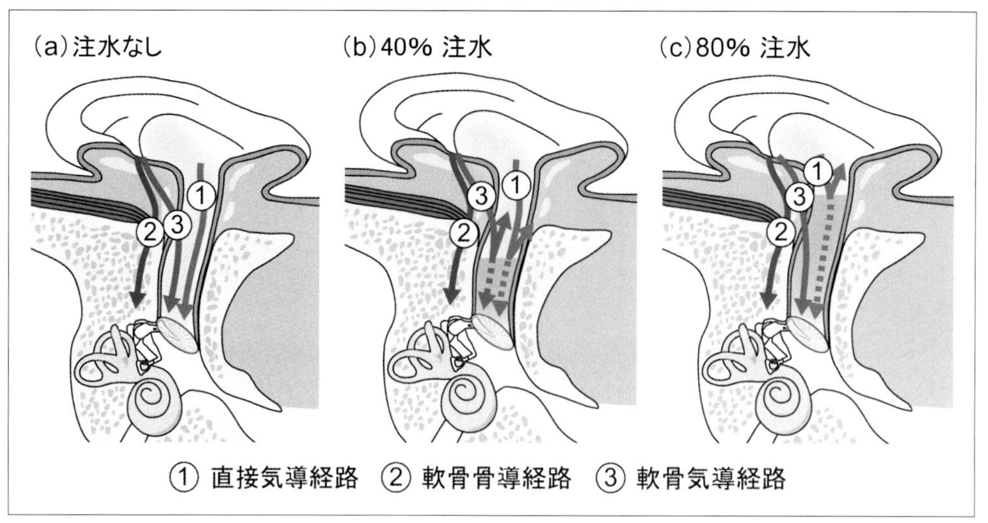

図 1. 軟骨伝導での音の主な伝導経路と注水による影響
（文献 8 の図 1 より改変）

接内耳に伝わる以外に，外耳道に放射された音の影響，中耳(耳小骨)の慣性の影響，内耳のリンパ液の慣性の影響，脳脊髄液を通した経路が報告されている[5]．

骨導で音を伝えるときに用いられる振動子については，頭蓋骨を駆動させる必要があり，質量とパワーが必要である．単に振動子が接触しているだけでは，振動することで振動子が動いてしまい頭蓋骨に振動を十分伝えることはできない．固定を安定させ，頭蓋骨に効率的に振動を伝えるため，振動子はヘッドバンドなどを用いて圧着固定する．この固定様式が補聴器で使用したときのデメリットが生じる要因となっている．また，振動子を用いて音を与えたとしても，必ずしも骨導のみで音が伝わっているのではない．何らかの気導音が振動子から直接発生しており，気導経路で伝わり聴取する可能性がある．気導音の大きさが大きいと正確な骨導閾値の評価が難しくなる．このため，聴力検査などで用いられる骨導端子にはその基準が設けられている[6]．

音が内耳へ伝わる経路は複雑で，純粋に一つの経路のみでしか伝わらないということはなく，耳の状態で変化する．臨床上は実際にどの経路で伝わっているかではなく，どのような様式で音を呈示しているかで分類することになる．たとえば，外耳道閉鎖症では音の伝わる経路としての気導経路は存在しない．音が骨に伝わる際には，空気と軟部組織，軟部組織と頭蓋骨の境界で機械インピーダンスの違いから音は反射し大きく減衰する．しかし，振動子などで音を伝えなくても，十分大きな気導音を呈示すれば，頭蓋骨を通して内耳に振動が伝わり聴取することができる．このとき，この伝導様式は骨導と呼ばれず，聴力検査の閾値は気導閾値として取り扱われる．

軟骨伝導は振動で音を伝えることから，骨導に近い伝導様式であるといえる．一方，伝導様式の分類では，その聴覚的特徴がどのようなものであるかといったことも重要である．異なる聴覚的特徴をもつ様式が同じ伝導として分類されると混乱を招く．軟骨伝導が，気導，骨導と異なる伝導様式であるかについては，その聴覚的特徴を踏まえて判断する必要がある．

軟骨伝導の音の伝導経路

音の伝導様式については基本的には病的な耳ではなく正常耳で評価し分類する必要がある．耳の軟骨に振動を与えた場合の音の伝わる経路について複雑であるが，正常耳で閾値に影響を与える主な経路には図 1-a に示す 3 経路が考えられる[7)8]．まず振動子から直接放射された気導音が，通常の気導経路と同じように外耳道，鼓膜，耳小骨を通じて内耳に伝わる経路が考えられる(直接気導経

図 2.
注水による閾値変化の測定方法
測定耳を上に向けた側臥位で，非測定耳にマスキング用のヘッドホンを装着し測定した．外耳の容積は予め測定し，注水なし，40％注水，80％注水条件で，気導，骨導，軟骨伝導の閾値を測定し，注水なし条件に対する変化を求めた．図は軟骨伝導閾値測定時の模式図を示す
（文献 8 の図 2 より引用）

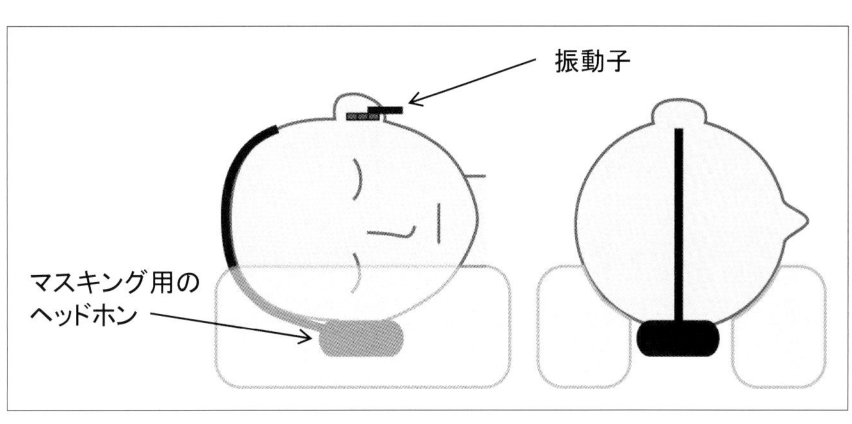

路）．仮に，主な伝導経路が直接気導経路であるなら軟骨伝導は気導の一種であるといえる．次に，軟骨に与えた振動が頭蓋骨に伝わり，頭蓋骨を経由して内耳に音が伝わる経路が考えられる（軟骨骨導経路）．軟骨の振動を介しているものの，骨導に近い経路であるといえる．そして3つ目として，軟骨が振動することで外耳道内に音が放射され，その気導音が，鼓膜，耳小骨を通じて内耳に伝わる経路が考えられる（軟骨気導経路）．この経路は，気導や骨導の音が伝わる主な経路とは異なる．

軟骨伝導の音の伝わる経路が主にどれであるかを明らかにすれば，気導あるいは骨導に近い音の伝導経路であるのか，両者とは異なる経路であるかが明らかとなる．

気導，骨導，軟骨伝導の伝導経路の違いを，図 2 に示すように測定耳を上向きに側臥位にし，外耳道内に注水したときの閾値の変化をもとに検討した．各被験者の外耳道内の容積を予め測定し，注水なし，40％注水，80％注水条件で閾値を測定した．外耳道の内側，約半分は骨部外耳道で，外側は軟骨部外耳道となる．注水なし条件の測定結果は本来の閾値を示す．次に外耳道内に注水すると最初に鼓膜面上に水が溜まり骨部外耳道内で閉塞し，鼓膜を通しての聞こえが悪くなる（図 1-b）．鼓膜を通した聞こえが重要となるのは，気導（もしくは直接気導）と軟骨気導経路である．このため両者のいずれかが軟骨伝導の閾値に強く影響している場合は，注水するとまず閾値が上昇することになる．一方，さらに注水を続けると水面は軟骨部外耳道に達する．直接気導経路が主な経路であれば，注水量が増えると閾値がさらに上昇する可能性があるが低下することはない．一方，軟骨気導経路が主な経路であれば，軟骨の振動で外耳道内の水が空気を介さず振動する．振動は注水された水を伝わり鼓膜，耳小骨を介して内耳に音が伝わる（図 1-c）．空気の振動を介する必要がなくなるため，注水を増やすことで閾値が却って低下すると考えられる．実際に測定を行った結果は図 3 に示すとおりである．気導では注水により閾値が上昇し，注水量を増やすと閾値がさらに上昇を示している．骨導では注水により，低音部の軽度の閾値低下を認めたが，それ以外は，ほぼ閾値に大きな変化は認めず，頭蓋骨経由の音の伝わりが閾値に大きな影響を与えていることがわかる．一方，軟骨伝導では，気導と同様に注水により閾値は上昇した．しかし，注水量を増やすことで中低音域は閾値が逆に大きく低下を示し，軟骨気導経路が大きな役割を果たしていることが明らかとなった．気導，骨導とは異なり軟骨気導経路が主な音の伝わる経路として働いていることから，気導，骨導とは異なる伝導様式であると考えられる．固定様式は骨導に近いものの，経鼓膜的に音が伝わるという意味で，軟骨伝導は骨導よりも気導に近いともいえる．一方，気導とは異なり，耳軟骨が振動スピーカにおける振動板の役割を果たすことで，直接発生する気導音よりも大きな気導音が外耳道内に発生し，その発生した軟骨気導音が閾値に大きく影響する．耳の軟骨の共振周波数が低い周波数にあるため，特に低音が強調される．

外耳道閉鎖症での軟骨伝導

現在臨床で用いられている軟骨伝導補聴器は，

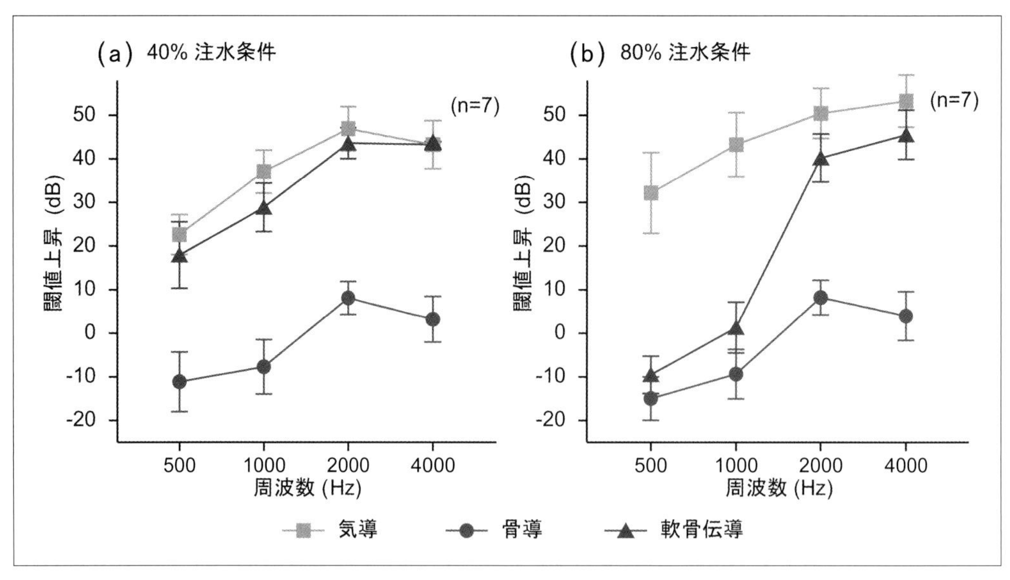

図 3. 注水による閾値変化
(a)は40%，(b)は80%注水条件の注水なし条件に対する閾値上昇を示す．
バーは標準偏差を示す
(文献8の図4より引用)

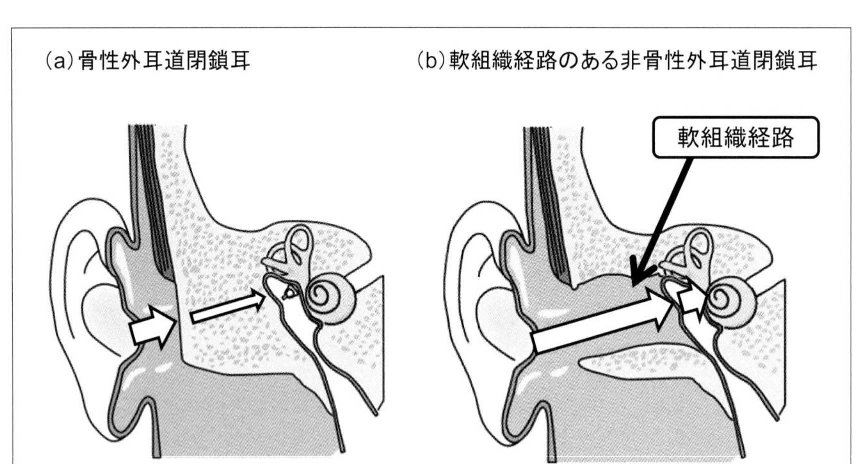

図 4.
外耳道閉鎖耳での音の伝導経路
(a)は骨性外耳道閉鎖，(b)は非骨性閉鎖で軟組織経路がある例の軟骨伝導の主な伝導を示す．骨性外耳道閉鎖耳では頭蓋骨に伝わるときに振動が減衰するが，軟組織経路があると比較的減衰せずに振動が内耳に伝わる

主に外耳道閉鎖症などの病的な耳に対して用いられることが多い[9]．このような耳では正常耳とは異なる経路で音が伝わる．臨床で用いられている補聴器の効果を理解するためにはこのような病的な耳での音の伝わりを理解する必要がある．

1．外耳道閉鎖症(骨性)

先天性外耳道閉鎖症などでは外耳道が閉鎖しており，耳介の奇形を伴う例も多い．多くの例で骨性に閉鎖しており，耳小骨奇形を伴う例もある．外耳道，鼓膜がないため，直接気導経路，軟骨気導経路などは存在せず，気導，骨導，軟骨伝導のいずれの様式でも最終的に頭蓋骨を介した骨導経路で内耳に伝わることになる．音の伝導を考えると，軟部組織と骨の境界で減衰する(図4-a)．骨導では，減衰を最小に抑えるため，軟部組織を介して骨に振動子を圧着固定する．一方，気導では空気と軟部組織の境界でも大きく減衰するため，多くが反射されてしまい，補聴器の場合ハウリングが生じ，十分な増幅を行うことができない．軟骨伝導はその中間的な特徴を示す．皮膚を介して軟骨に振動を与え，圧着固定を行わないので骨導より効率的に伝わらないものの，空気と軟部組織の境界での減衰がない分，気導よりも減衰を大きく抑えることができる．このため補聴器に利用し

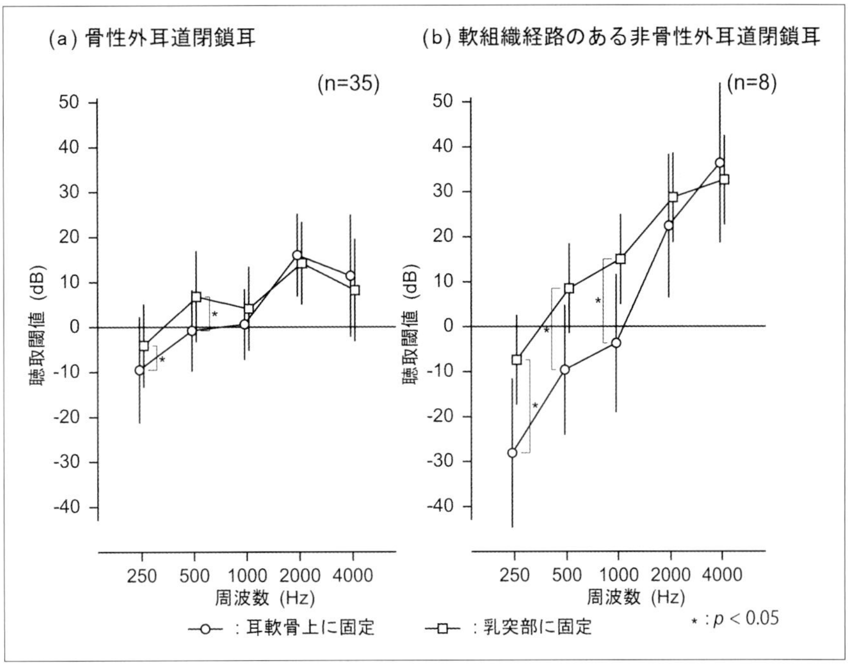

図 5.
振動子の固定部位と閾値
(a)は骨性外耳道閉鎖，(b)は非骨性閉鎖で軟組織経路がある症例の結果を示す．閾値はISO389-3で定める骨導のフォースレベルの基準値に従い校正したときの値で表している．バーは標準偏差を示す
(文献12の図4より改変)

たときに，気導補聴器と異なり実用的な装用効果を得ることが可能である．軟骨伝導についても骨導と同じく固定圧が音の伝わりに影響する[10]．圧着することで骨導と同じように減衰を減らすことができる．圧着していないときと比較して圧着固定すると閾値は大きく改善する．しかし，軟骨伝導補聴器では装用効果だけでなく，装用感，審美性が優れているという利点があり，多くの外耳道閉鎖症で使用されている．このため，通常圧着固定しないで使用することが想定され，聞こえについては利得調整で対応する．

2．非骨性外耳道閉鎖

外耳道閉鎖症の中には，後天性に外傷，炎症や手術などの影響で外耳道が非骨性の組織で閉鎖している例もある．このような例では軟骨伝導補聴器の装用効果が特に優れている．外耳道閉鎖症では直接気導経路や軟骨気導経路がないため，軟骨骨導経路で音が伝わることになるが，このような非骨性外耳道閉鎖の例では正常耳にはない音の伝わる経路が存在する[11]．それが図4-bに示す軟組織経路である．軟骨に与えた振動は閉鎖組織に伝わる．その閉鎖組織が，耳小骨などの構造と直接接触していると，閉鎖組織，耳小骨を通じて内耳に音が伝わる．質量の大きな頭蓋骨の振動を介さず音を伝えることが可能で効率的に音が伝わる．軟組織経路のある外耳道閉鎖症は軟骨伝導補聴器で特に効果を得ることができる症例であるといえる．

3．外耳道閉鎖症での固定位置と閾値

外耳道閉鎖症のように気導経路が存在しないため軟骨骨導で音が伝わる例では，振動子を耳軟骨上に固定すると，乳突部上などに固定したときと比較して耳軟骨が介在するため音の伝導に変化が生じている可能性がある．閾値にどのような影響を及ぼしているのか，比較した結果を図5に示す．骨性外耳道閉鎖では高音域では有意差は認めず，低音域では耳軟骨上に固定したほうが閾値が有意に低い結果が得られた[12]．この結果から，軟骨伝導補聴器を使用するとき外耳道閉鎖症においても乳突部ではなく耳軟骨上に振動子を固定したほうが，聞こえがよくなると考えられる．振動子の固定位置と内耳との関係を考えると，乳突部に固定するよりも耳軟骨上に固定したほうが距離は短くなる．このため，閾値が低くなった可能性が考えられる．軟組織経路のある非骨性外耳道閉鎖症では，閾値の低下がさらに大きく，中低音域で20 dB程度の閾値改善効果を認めた[12]．軟組織経路のある例では前述のように軟組織経路で音が主に伝わっていると考えられるため，その経路に近い耳軟骨に振動を与えたほうがより効率的に音が伝わっていると考えられる．

いずれの外耳道閉鎖耳でも耳軟骨上に固定したほうが聞こえはよい結果が得られたが，外耳道閉鎖耳の状態は多岐にわたり，耳介形成を受けている症例もある．構造の違いや耳介形成が音伝導に与える影響については不明な点も多い．このため，どの固定位置がもっとも効率的に音が伝わるかには解明できていない要因もあり，個人差がある．また，軟骨伝導補聴器を外耳道閉鎖症にフィッティングする場合，音の伝導効率だけでなく，安定性，装用感，審美性などを含めた総合的な判断が必要である．耳軟骨にある程度凹みがある場合は，それを利用し安定した固定を行うことも可能である．審美性に関しては主観的な評価ではあるが，本来の耳に装着しているという意味で耳軟骨上に固定したほうが，メリットがあると思われる．

まとめ

音の伝導は，どのように音を伝えるかといった伝導様式の側面と内耳にどのように音が伝わるかといった伝導経路の側面がある．従来の気導，骨導については違いが比較的明瞭で，混同されることは少なく，両側面について意識することなく用語が用いられてきた．軟骨伝導に関しては振動で音を伝える骨導に近い特徴とともに中耳伝音系を通して内耳に音を伝える気導に近い特徴を有していることから，気導，骨導と区別が難しいこともある．しかし，その聴覚的特徴は両伝導と大きく異なっており，気導，骨導とは区別して取り扱う必要がある．

音の伝導経路については中耳，外耳の状態によって変化する．一般的に音の伝導様式は，呈示様式によって分類されるが，軟骨伝導は「音が耳軟骨の機械振動を通して内耳へ伝えられること」と説明することができる．

文　献

1）細井裕司：受話器．特開 2005-348193, 2004.

2）Nishimura T, Hosoi H, Shimokura R, et al：Cartilage Conduction Hearing and Its Clinical Application. Audiol Res, **11**：254-262, 2021.

3）Nishimura T, Hosoi H, Shimokura R, et al：Cartilage Conduction Hearing Aids in Clinical Practice. Audiol Res, **13**：506-515, 2023.

4）日本聴覚医学会用語(2022.10.5. 改訂)：https://audiology-japan.jp/wp/wp-content/uploads/2023/05/yougo2023.pdf

5）Stenfelt S, Goode RL：Bone-conducted sound：Physiological and clinical aspects. Otol Neurotol, **26**：1245-1261, 2005.

Summary　骨導で呈示したときに音が内耳に伝わる経路に関する総説で，5つの成分があることが述べられている．

6）日本産業規格：聴覚検査機器―第1部：純音聴力検査及び語音聴覚検査に用いる機器．JIS T1201-1：2020.

7）Nishimura T, Hosoi H, Saito O, et al：Is cartilage conduction classified into air or bone conduction? Laryngoscope, **124**：1214-1219, 2014.

8）Nishimura T, Hosoi H, Saito O, et al：Cartilage conduction is characterized by vibrations of the cartilaginous portion of the ear canal. PLoS One, **10**：e0120135, 2015.

9）Nishimura T, Hosoi H, Sugiuchi T, et al：Cartilage Conduction Hearing Aid Fitting in Clinical Practice. J Am Acad Audiol, **32**：386-392, 2021.

Summary　軟骨伝導補聴器の日本国内での256例のフィッティング症例の結果を集計した結果，外耳道閉鎖耳や慢性耳漏など気導補聴器の使用が困難な例で購入率が高いことが示された．

10）Shimokura R, Hosoi H, Nishimura T, et al：Cartilage conduction hearing. J Acoust Soc Am, **135**：1959-1966, 2014.

11）Morimoto C, Nishimura T, Hosoi H, et al：Sound transmission by cartilage conduction in ear with fibrotic aural atresia. J Rehabil Res Dev, **51**：325-332, 2014.

12）Nishimura T, Hosoi H, Saito O, et al：Effect of transducer placements on thresholds in ears with an abnormal ear canal and severe conductive hearing loss. Laryngoscope Investig Otolaryngol, **6**：1429-1435, 2021.

MB ENT, 294：17-23, 2024

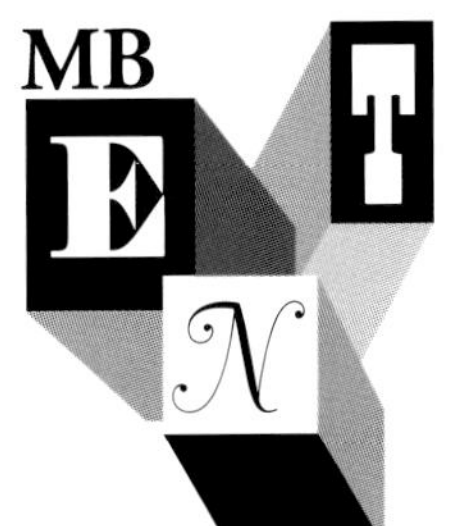

◆特集・軟骨伝導聴覚―耳鼻咽喉科医に必要な知識―

軟骨伝導音のシミュレータと評価手法開発の経緯

下倉良太*

Abstract 耳軟骨の振動により音情報を伝える軟骨伝導補聴器が2017年に発売され，多くの患者に利用されている．しかしこの補聴器は，既存補聴器と音の伝達経路が異なるため，国際規格や国内規格に示されるHead and Torso Simulator(HATS)でその出力を評価することが困難である．そのため，規格不適合を理由に利用者が公的支援を受けられないケースも散見される．そこで本研究は，軟骨伝導音の再現に重要な耳軟骨の硬度に関する統計的データから，既存HATSと互換性がある(交換可能な)軟骨伝導用耳介シミュレータを作製することを目的とし進めてきた．最初は外耳道軟骨のみを模したウレタンチューブ，続いて耳介と外耳道を模したシリコンモデル，最後にHATSに装着可能な耳介シミュレータと段階的に開発を行ってきたので，本報告ではその経緯を総説する．

Key words 軟骨伝導(cartilage conduction)，音圧レベル(sound pressure level)，外耳道(external auditory canal)，耳介(pinna)，硬度(hardness)

はじめに

これまで音の伝達経路は，空気振動が伝わる気導と頭蓋骨振動が伝わる骨導の2種類に大別されていたが，近年では耳軟骨の振動により伝わる「軟骨伝導」という経路が注目され[1]，この経路を応用した軟骨伝導補聴器の需要が高まっている．2017年7月，厚生労働省から医療機器製造販売承認を受け，同年11月に販売が始まったこの補聴器は，現在180の医療機関で取り扱われており，1,500台以上が販売されている．従来の骨導補聴器では，重たい頭蓋骨を振動させる必要があるため，振動子の出力を大きくし，さらに頭蓋骨に1N以上の力で圧着させる必要がある．そのため，長時間の装用に不向きであった．軟骨伝導のメリットは，小さな振動で大きな音を与えることであり，小型振動子を耳軟骨に軽く接触させるだけで振動が鼓膜を含む中耳伝音系を介し内耳に伝わるので，快適な装用とクリアな音知覚を実現している[2)3]．軟組織によって外耳道が閉塞する外耳道閉鎖症患者・小耳症は，これまで骨導補聴器を使用していたが，振動子が目立たない，圧着の痛みがないという点で軟骨伝導補聴器を選ぶ利用者が増えている．

この軟骨伝導を応用した機器は補聴器に留まらず，様々な分野へ広がりをみせている．2013年にローム社は，振動子を筐体の角に埋め込みその角を耳珠に押し当てて使用する軟骨伝導スマートホンの試作機を発表した[4]．2019年には今後の軟骨伝導需要を予測し，軟骨伝導専用の振動子を開発する(株)CCHサウンドが設立され[5]，2022年にはCCHサウンド社が保有する特許を利用して，世界初となるワイヤレス軟骨伝導ヘッドホンがオーディオテクニカ社より発売された[6]．また，2023年にはCCHサウンド社の振動子を利用して，TRA社が窓口専用の軟骨伝導集音器を開発し，自治体や警察署など公共機関への整備が進んでいる[7]．カウンター越しでの会話が困難な難聴者や

* Shimokura Ryota，〒560-8531 大阪府豊中市待兼山町1-3 大阪大学大学院基礎工学研究科，准教授

高齢者にとって重要なコミュニケーションツールとなっている．

今後も様々な応用機器が期待される軟骨伝導であるが，その出力を正確に計測することができない，という技術的な問題に直面している．たとえば，気導補聴器やイヤホンなど一般的な気導主体の音響機器であれば，Head and Torso Simulator（HATS）を用いて出力評価を行い[8]，その手法は国際的に規格化されている[9]．HATSには人工耳（音圧を測定するための校正されたマイクと，特定の周波数帯域内での音響インピーダンスを正常な人間の耳に類似させた音響カプラとからなる）が備わっており，人間の聴覚に即した出力を提供する．よって音響機器の仕様に表記される値は，すべて同一の手順で出力された結果となる．このように機器の仕様を決定するうえで，統一された出力計測手法は必要不可欠であり，引いては製品の安全の保証へとつながる．また骨導端子においては，人工マストイド（端子が当てられる平均的な人間の乳様突起の機械インピーダンスを模擬した装置）による出力評価が規格化されており[10][11]，骨導補聴器の仕様もその値により決まっている．一方，軟骨伝導補聴器は音の伝搬経路が気導とも骨導補聴器とも異なるため，HATSや人工マストイドによる出力評価が困難である．出力が評価できないため，軟骨伝導補聴器の利用者は公的支援を受けづらい状況も発生している[12]．

軟骨伝導という技術の根幹にかかわるこの問題に対し，我々は軟骨伝導音を計測するシミュレータと手法の開発に取り組んでいる．本報告ではその経緯についてこれまで出版された学術論文を踏まえながら解説する．

軟骨伝導音計測シミュレータ開発の経緯

1．外耳道軟骨シミュレータの開発

まず初めに軟骨伝導音とは何か，という問いに答える必要がある．振動子を軟骨に接触させた際，考えられる音の伝達経路は，振動子から発生する気導音が伝わる直接気導経路，振動した軟骨が外耳道内に音を発生させる軟骨気導経路，また軟骨振動が頭蓋骨に伝搬する軟骨骨導経路に大別される（図1）．この中で人間の聴力にもっとも寄与するのは，物理計測や心理実験により，外耳が正常な装用者であれば軟骨気導経路であることが明らかになっている[2][3]．よって，利用者を限定しない汎用的な製品を想定すれば，この軟骨気導経路で伝搬する外耳道内の音が軟骨伝導音と定義でき，この軟骨伝導音を計測できるシミュレータ開発が目標となる．

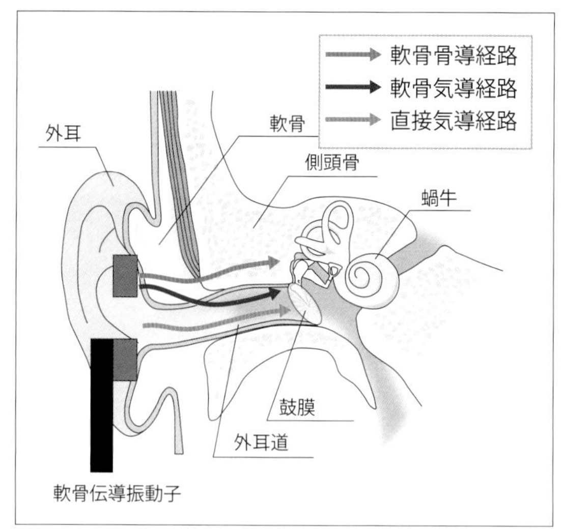

図 1． 軟骨伝導の３つの伝導経路

では，気導補聴器の評価に用いられるHATSで軟骨伝導音を計測するとどうなるのか．HATSにリング型の軟骨伝導振動子を装用し（図2-a），計測した結果が図2-cとなる[13]．実線がHATSによる計測値（以下，予測値），点線が３人の被験者により同振動子で計測した外耳道内音圧レベルの平均値（以下，実測値），線の色の違いは印加した電圧の違いである．ご覧のように2kHz以上の周波数帯域では予測値と実測値がよく一致するものの，2 kHz以下の低周波数帯域では予測値と実測値が乖離する．軟骨伝導音は2 kHz以下の低周波数帯域で強く増幅されることが特徴である[2]．増幅された音は外部に漏れにくく，このようにリング型振動子で外耳道を開放しても増幅される[14]．また，リング型振動子では外耳道閉鎖効果が生じないので，余計な現象を考慮する必要がないというメリットもある．HATSではこの軟骨伝導特有の

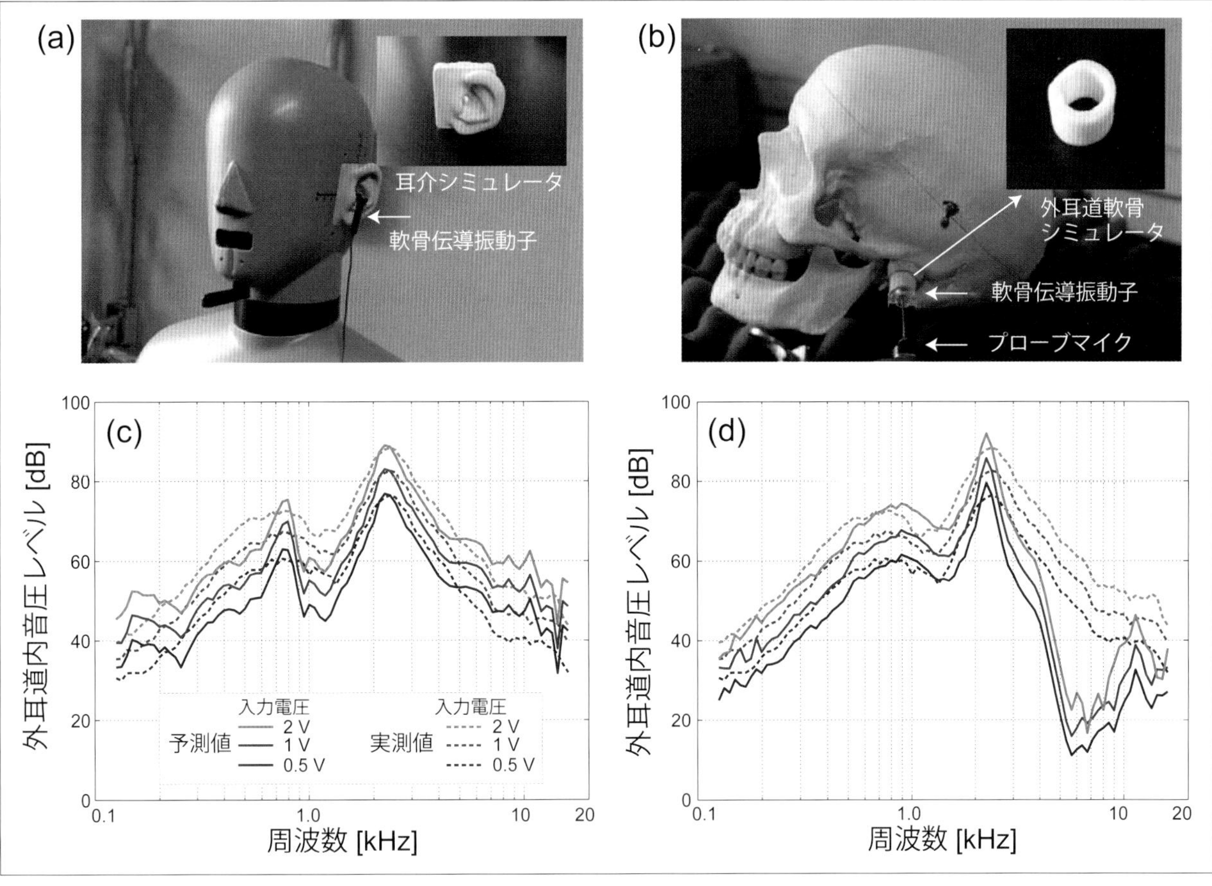

図 2.
a，b：HATS(a)と外耳道軟骨シミュレータ(b)の実験風景
c，d：HATS(c)と外耳道軟骨シミュレータ(d)による出力値(実線)

帯域で予測精度が低下するため，シミュレータとしては不十分である．この問題に対して我々は頭蓋骨モデルに外耳道軟骨を模したウレタンチューブを接着し，その中に生じる音を計測した(図 2-b)．頭蓋骨モデルには骨部外耳道を模した窪みがあり，この外耳道軟骨シミュレータを窪みに接合することにより外耳道全体を表現することができる．その結果を図 2-d に示す．HATS の結果とは打って変わり，今度は 2 kHz 以下の低周波数帯域で予測値と実測値が整合するものの，2 kHz 以上の帯域では実測値とそぐわない結果となった．この研究が軟骨伝導シミュレータ開発の第一歩となり，いかにして実測値とのギャップを埋めるかが焦点となっていく．

2．耳介シミュレータの開発

先ほど紹介した外耳道軟骨シミュレータ(図 2-b)は耳介部分を表現できていない．そのために高周波数帯域が表現されないと考察した我々は，耳介も含めたシミュレータの開発を進めた．また，HATS で低周波数帯域の予測精度が悪い原因を，耳介シミュレータの硬度と考えた．HATS に標準装備されるシリコン製耳介シミュレータは脱着可能になっており(図 2-a)，仕様書によるとその硬度は Shore 00 35 となっている．一般的なゴムの硬さを表現するショア硬度に換算すると A5 に相当する．一方，人間の耳介の硬さをデュロメータ硬度計で計測すると，A10～A20 の値が得られる．つまり，HATS の耳介シミュレータは，人間の耳介よりも柔らかい．それは触れた時にも感じることができる．

先行研究で得た以上の考察より，我々は硬度の異なる耳介と外耳道からなるシミュレータ(A40，A20，A10，A5，A0)を開発し，外耳道内部に生じる音圧レベルをプローブマイクにて計測し

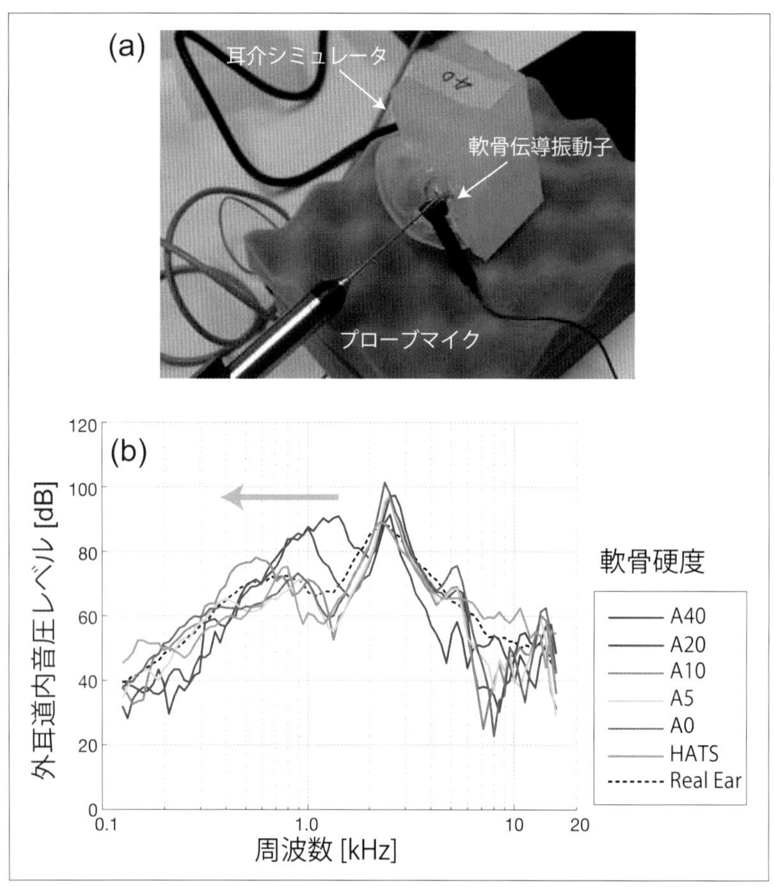

図 3.
a：耳介シミュレータの実験風景
b：耳介シミュレータによる出力値(実線)

た[15]. 使用した振動子は前回同様, リング型振動子である. 今後の研究も同様の振動子を用いてデータの比較が行えるよう配慮している. 実験風景とその結果を図3に示す. 結果にはHATSの予測値(オレンジ)と実測値(黒点線)も載せている. 2.5 kHz付近にみられるもっとも大きなピークは外耳道共鳴によるもので, 耳介シミュレータの硬度によらず同様に表現できている. これはすべてのシミュレータで外耳道の長さが同じためである. 一方, 800 Hz付近にみられる軟骨伝導特有のピークは硬度の降下によってその中心周波数が低周波数へとシフトする様子が観察できる. 硬度がA10(緑)～A20(赤)の間で実測と同様の800 Hzを通過するため, 人間の耳介硬度と一致させることにより予測精度の向上が期待できることがわかる. また, A5の耳介シミュレータ(水色)とHATS(オレンジ)の挙動が低周波数帯域で似通っていることも興味深い. この研究により, シミュレータの硬度の違いが出力に大きく影響することが理解できた.

3. HATS搭載型耳介シミュレータの開発

先ほど紹介した耳介シミュレータはその計測値を得るためにプローブマイクを必要とする(図3). プローブマイクは先端が針のように鋭い特殊なマイクで, 一般的な医療機関や企業に備わっているものではない. つまり, この耳介シミュレータを実測値が出力できるまで高精度化できたとしても, 計測機器を一式揃えることは経済的に大きな負担となる. 軟骨伝導応用機器の普及を目的としたシミュレータ開発であるため, そのシミュレータ自体の普及も促すようなハードルの高さ調節が必要である.

そこで考案したのは, 軟骨伝導音計測を専用とするHATS搭載型耳介シミュレータである. 先行研究では, HATSに標準装備された耳介シミュレータと実際の耳介の硬度に不整合があるため, HATSによる軟骨伝導音評価が難しいという結論を得た[15]. ならばHATSの標準耳介シミュレー

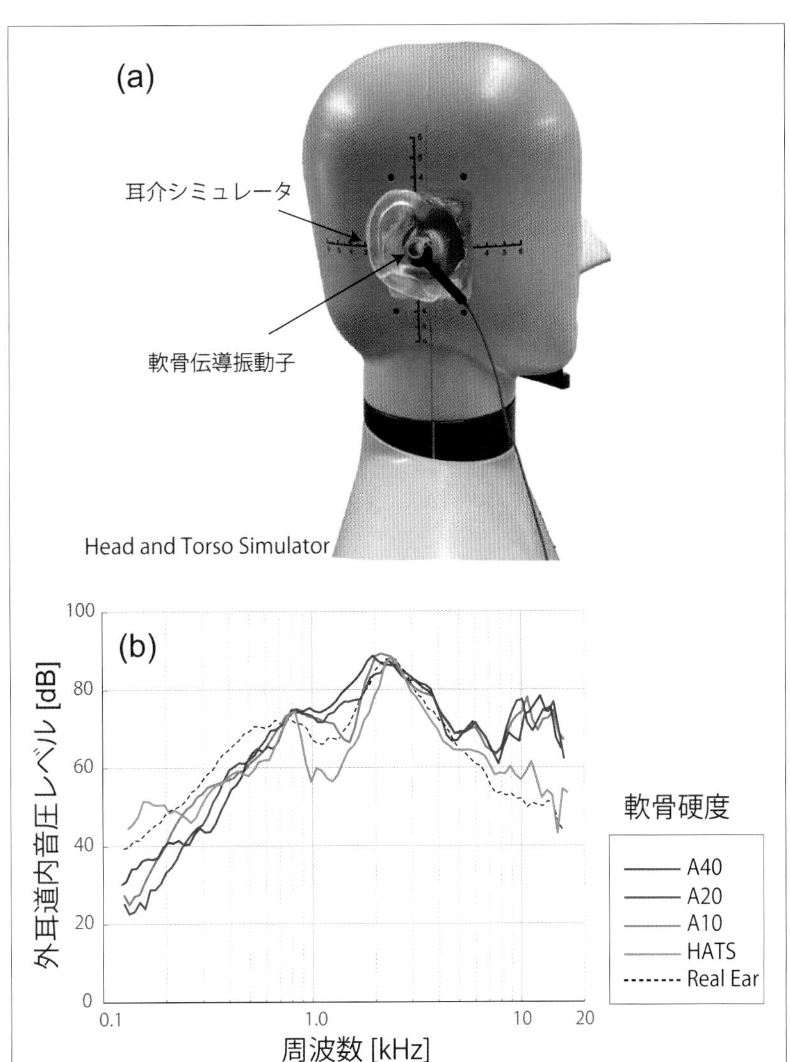

図 4.
a：HATS搭載型耳介シミュレータの実験風景
b：HATS搭載型耳介シミュレータによる出力値(実線)

タの形状を保持したまま硬度だけ変更すれば実測値に近似した出力が得られるのではないか，という仮説に行き着く．前述のとおり，HATSの耳介シミュレータは脱着が可能である．国際的に規格化されたHATSであれば多くの医療機関や企業が所有しており，その耳介シミュレータを交換するだけで軟骨伝導校正用HATSにすることができれば，経済的でありその利便性は大変高いといえる．

HATS標準耳介シミュレータをもとに雌型を成形し，硬度の異なるシミュレータ(A40，A20，A10)をウレタン樹脂で作製した(図4-a)．これらをHATSに取り付け，リング型振動子にて出力を得た[16]．その結果を図4-bに示す．硬度をA10にした場合(緑)，800 Hz付近の軟骨伝導特有のピークが明確になり，実測値(黒点線)とよく整合する．この研究においても，やはり人間の耳介の硬度に近いA10で実測値の予測精度が高かった．一方で，今回は8 kHz以上の高周波数帯域で，硬度にかかわらず予測値が実測値から乖離した．HATSの耳介は同素材で作られた直方体の台座の上に乗っており(図4-a)，台座の裏側はHATS本体に接合するよう複雑な表面形状をしている．今回，雌型を成形する際，その複雑な表面形状を十分に表現できず，細かい隙間が生じている．この隙間による不必要な共鳴がこの高周波数帯域の不必要な増幅の原因として考えられる．

今後の課題

少しずつ実測値を捉えつつある軟骨伝導シミュ

レータであるが，まだ改良の余地が残されている．現在は3Dスキャナーと3Dプリンタを活用し，詳細な形状まで再現したHATS搭載型耳介シミュレータの開発に取り組んでいる．シミュレータとHATS本体の接合部を隙間なく埋めることによって，図4-bに示されるような不要な高周波数帯域の増幅は抑えられるのではないかと期待している．これら一連の研究の後，HATS搭載型耳介シミュレータが完成すれば，気導主体の音響機器の校正に用いられるHATSの耳介シミュレータを交換するだけで，軟骨伝導音の評価が可能になる．軟骨伝導で音を聞く場合，耳軟骨に振動子を接触させるだけなので，振動子の形状を選ばない．現在までにリング型，ディスク型，ボール型，ヘッドバンド型など様々な形体で提案されている．マネキン型のHATSであれば，装用者が実際に装着するように固定でき，同じ状態での出力を計測することができるため，いかなる振動子形状に対しても有効である．

もう一つ今後の課題を挙げるならば，統計的な人間の耳介硬度の計測であろう．前述の耳介硬度の計測値や外耳道内音圧レベルの実測値は，正常な耳介をもつ20〜40代の被験者の値である．子どもや高齢者において硬度がどのように変化するのか，個人差はどの程度現れるのか，といった不特定多数を対象とした研究が必要となる．もし，子どもや高齢者で軟骨伝導音の出力を大きく変えるような硬度の差異があるならば，年齢ごとに硬度を調整した専用の耳介シミュレータの開発が必要となる．

参考文献

1) Hosoi H, Nishimura T, Shimokura R, et al：Cartilage conduction as the third pathway for sound transmission. Auris Nasus Larynx, **46**：151-159, 2019.

2) Shimokura R, Hosoi H, Nishimura T, et al：Cartilage conduction hearing. J Acoust Soc Am, **135**：1959-1966, 2014.

Summary 振動子を耳に装用した場合(直接気導経路と軟骨気導経路)と接触させずに耳介付近に固定した場合(直接気導経路のみ)，前者のほうが1 kHz以下の帯域で外耳道内音圧レベルが最大50 dB増幅した．

3) Nishimura T, Hosoi H, Saito O, et al：Is cartilage conduction classified into air or bone conduction? Laryngoscope, **124**：1214-1219, 2014.

Summary 気導・骨導・軟骨伝導で耳栓有・無の条件で健聴者の閾値計測を行い，軟骨気導音が閾値決定に有意であることを証明した．

4) Tanaka M：Application of cartilage conduction to smart-phone. Proceedings of the 20th International Federation of Oto-Rhino-Laryngological Societies(IFOS)World congress：No. ME72805, 2013.

5) 株式会社CCHサウンドHP. https://cch-sound.co.jp/(Accessible on 4th September 2023)

6) ワイヤレス軟骨伝導ヘッドホン(オーディオテクニカ)．https://www.audio-technica.co.jp/product/ATH-CC500BT(Accessible on 4th September 2023)

7) 東　享，細井裕司：世界初の窓口用・個人用軟骨伝導集音器の高齢者福祉への貢献．日本音響学会2023年秋季研究発表会講演論文集1-6-6, 2023.

8) IEC60318-4, Electroacoustics—Simulations of human head and ear—Part 4：Occluded-ear simulator for the measurement of earphones coupled to the ear by means of ear inserts (International Electrotechnical Commission, Geneva, 2010).

9) ISO389-1, Acoustics—Reference zero for the calibration of audiometric equipment—Part 1：Reference equivalent threshold sound pressure levels for pure tones and supra-aural earphones(International Organization for Standardization, Geneva, 1998).

10) IEC60318-6, Electroacoustics—Simulations of human head and ear—Part 6：Mechanical coupler for the measurement on bone vibrators (International Electro technical Commission, Geneva, 2007).

11) ISO389-3, Acoustics—Reference zero for the calibration of audiometric equipment—Part 3：Reference equivalent threshold force levels for pure tones and bone vibrators(Interna-

tional Organization for Standardization, Geneva, 1994).
12) 西村忠己，細井裕司，森本千裕ほか：20歳以下の症例での軟骨伝導補聴器のフィッティング結果と公的支援．小児耳，**42**：43-48, 2021.
13) Shimokura R, Hosoi H, Nishimura T, et al：Simulating cartilage conduction sound to estimate the sound pressure level in the external auditory canal. J Sound Vib, **335**：261-268, 2015.
Summary 軟骨伝導模擬のためウレタン製外耳道モデルを作成し，音圧レベル計測を行ったところ，1 kHz以下の帯域で実頭計測に整合する結果を得た．
14) Shimokura R, Hosoi H, Iwakura T, et al：Development of monaural and binaural behind-the-ear cartilage conduction hearing aids. Appl Acoust, **74**：1234-1240, 2013.
Summary 耳介裏への音漏れが比較的少なく外耳道内に低音増幅できることから耳かけ型軟骨伝導補聴器，音の方向感を得られることから両耳型軟骨伝導補聴器を開発した．
15) Shimokura R, Nishimura T, Hosoi H：Vibrational and acoustical characteristics of ear pinna simulators that differ in hardness. Audiol Res, **11**：327-334, 2021.
16) Shimokura R, Nishimura T, Hosoi H：Manipulating the hardness of HATS mounted ear pinna simulators to reproduce cartilage sound. Appl Sci, **12**：12532(8 pages), 2022.

MB ENT, 294：25-32, 2024

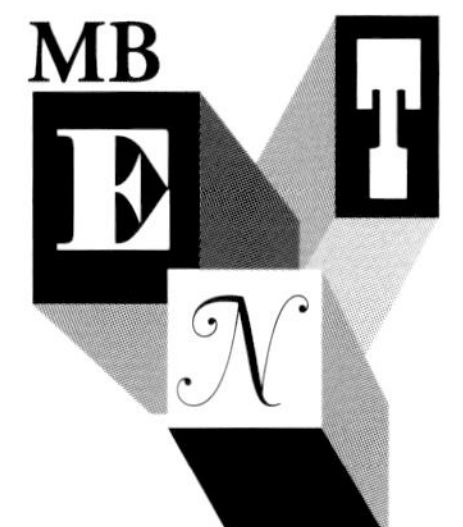

◆特集・軟骨伝導聴覚—耳鼻咽喉科医に必要な知識—

軟骨伝導振動子と軟骨伝導補聴器

綿貫敬介*

Abstract 外耳道閉鎖症を伴う難聴者は，気導補聴器では効果が限定されるため骨伝導補聴器が一般的に使用されている．しかし，長時間の装着の負担や手術の課題がある．そこで，新しい音伝達方式の軟骨伝導を利用した軟骨伝導補聴器の開発が2000年に始まり，2017年に世界初の軟骨伝導補聴器が発売された．この補聴器は振動子の押し当てが不要のため装着が快適である．開発過程では，圧電型振動子からバランス形電磁型振動子に構造を改良し，小型で高出力かつ低消費電力の振動子が開発された．製品化には補聴器の出力特性の測定と装着方法の課題があり，軟骨伝導補聴器の出力特性を測定するための装置を開発した．装着方法に関しては，3Dプリンティング技術を使用して個別に装着部を作成する方法を採用した．また，感音性難聴向けの軟骨伝導補聴器を試作し，外耳道を塞がずに低域の音響利得を得る試みを実施した．

Key words 軟骨伝導(cartilage conduction)，補聴器(hearing aids)，振動子(vibrator)，外耳道閉鎖症(aural atresia)，伝音性難聴(conductive hearing loss)，感音性難聴(sensorineural hearing loss)

はじめに

外耳道閉鎖症を伴う難聴者では，鼓膜までの経路が塞がっているため，空気の疎密波を利用する気導補聴器では十分な補聴効果を得ることが難しい．そのため，骨伝導を利用した骨伝導補聴器を装用することが多い．骨導補聴器の装用では，振動を蝸牛に伝達するために，振動子を頭蓋骨に機械的に固定する必要がある．ヘッドバンドで振動子を側頭部に押し当てるタイプの場合，数Nの力が必要となり，長時間の装用によって装着部に痛みが出るなど患者への負担がある[1]．また，頭蓋骨にチタン製ボルトを埋め込み，振動子を固定するタイプの場合，術後のトラブルのリスクがある[2]．そのため，振動子の押し当てによる負担や手術の必要がなく，快適な装用感の補聴器を外耳道閉鎖症の難聴者に提供することが求められていた．

細井らは気導，骨導とは異なる耳軟骨の振動を利用した新しい音伝達方式である「軟骨伝導」を発見し[3]，軟骨骨導経路，軟骨気導経路，直接気導経路の3つの経路があることを示している[4][5]．我々は振動子の押し当てが不要である軟骨伝導の特徴に着目し[6]，軟骨伝導補聴器の開発を2000年初頭から開始した．(独)情報通信研究機構の「高齢者・チャレンジド向け通信・放送サービス充実研究開発助成金」を受け，2010年に軟骨伝導補聴器の研究開発を行った．その後，2013年から3年間，経済産業省の「課題解決型医療機器等開発事業」として委託を受けて，軟骨伝導補聴器の製品化に向けた開発を行い，軟骨伝導補聴器に適した新規の振動子を開発した．最終的に厚生労働省の承認を得て，2017年に世界初の軟骨伝導補聴器(HB-J1CC)を発売し，引き続き最新機種(HB-A2CC)を2020年に発売した(図1)．

* Watanuki Keisuke，〒185-8533 東京都国分寺市東元町3-20-41 リオン株式会社技術開発センター

本稿では，軟骨伝導補聴器に適した振動子の開発および製品化のために解決した特有の課題について報告する．また，軟骨伝導を応用した感音性難聴向けの補聴器の開発の試みについて述べる．

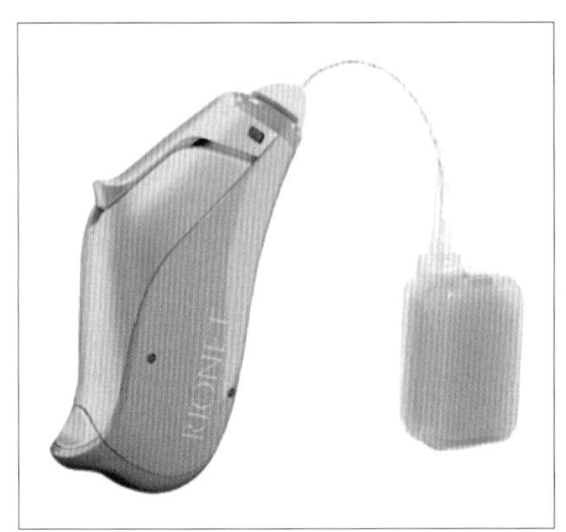

図 1．軟骨伝導補聴器　HB-A2CC

振動子の開発

開発の当初，圧電型振動子を使った軟骨伝導補聴器[7]を試作した(図 2-a)．しかし，圧電型では 3 V 以上の駆動電源が必要となり，小型化が困難であった．さらに，駆動時の消費電力が 60 mW 以上と高いことも課題であった．通常の気導補聴器の場合では，1.4 V の空気亜鉛電池 1 個を電源とし，消費電力が 1 mW 程度であることと比較すると課題の大きさが理解できるかと思う．そのため，外耳道閉鎖症の小児でも装用するために，小型・高出力・低消費電力を実現する振動子の開発が不可欠であった．また，この課題が解決できれば，気導補聴器の本体を利用することができることから，装用者にその時の最新の音信号処理技術と外観デザインを継続して提供することが可能となる．

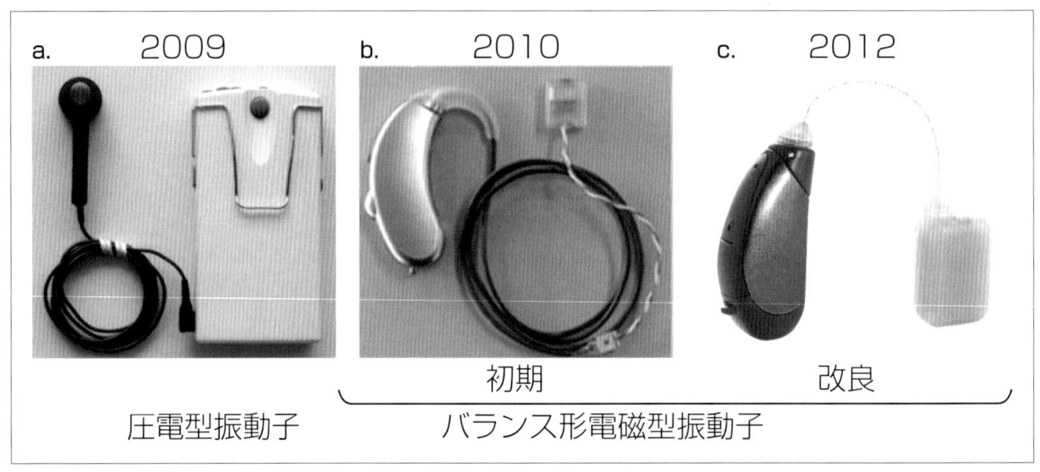

図 2．軟骨伝導補聴器の変遷

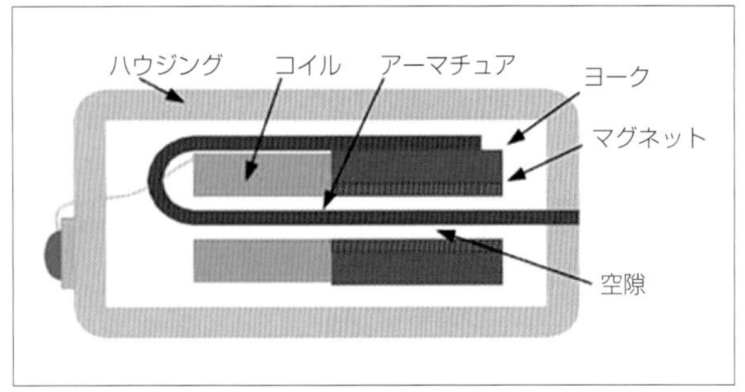

図 3．初期のバランス形電磁型振動子

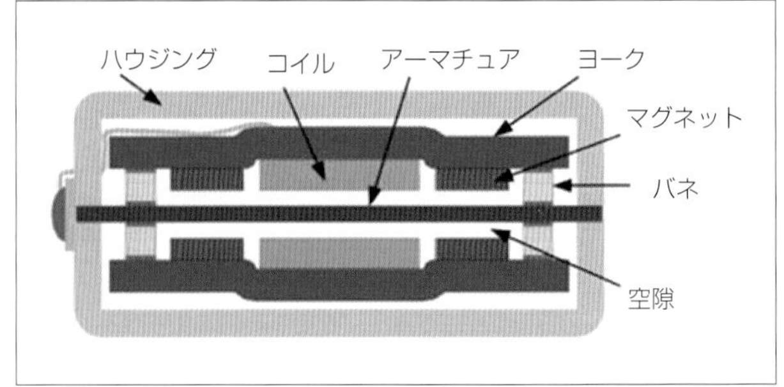

図 4．新構造のバランス形電磁型振動子

上記の課題を解決するために，バランスト・アーマチュア形(以下，バランス形)の電磁型構造を応用した振動子の開発に着手した(図 2-b，c)．バランス形は，気導補聴器のイヤホンで採用されている構造である．図 3 に初期に開発した振動子の構造を示す．この振動子は，イヤホンと同様にアーマチュアの先端を固定している．コイルに電流を流すとヨーク，コイルが振動する．すると，その反作用力がアーマチュアを通して筐体に伝わることで，振動子全体が振動する．これにより，小型・高出力・低消費電力を実現できた．しかし，落下衝撃に対して著しく脆弱であったため，補聴器として実用には程遠かった．

そこで，衝撃に強い振動子の構造を求めて試行錯誤を行った．最終的に，4 つのバネと 4 つのマグネットによって，アーマチュアが中立する位置を決めるまったく新しいバランス形電磁型振動子[8)9)]を発明した(図 4)．この構造により「小型・高出力・低消費電力」の性能と「耐衝撃性」の二つの性能を，それぞれ独立して設計することができるようになった．結果として，耐衝撃性が大幅に向上した．そのため，不意に補聴器が床に落ちるような場合でも，十分衝撃に耐える軟骨伝導補聴器専用の振動子を開発できた．

外側のケースを含めた振動子の断面図を図 5 に示す．振動子の外形は 12×7.8×4.7 mm で，質量は 1.4 g と小型で軽量である．他の骨導振動子および圧電型振動子と性能を比較するため，人工マストイド(BK 社製：4930)を用いて force level の周波数特性を測定した．その結果を図 6 に示す．なお，force level は振動子の消費電力が 10 mW となるように換算したものである．新しく開発した振動子は，小型・高出力・低消費電力を実現し，さらに広い周波数帯域を再生できることがわかる．

製品化の課題と対策

前項では，軟骨伝導補聴器に適した振動子の開発が達成できたことを示した．しかし，新しいタイプの補聴器であるため，製品として成立させるためにいくつかの課題に対処する必要があった．

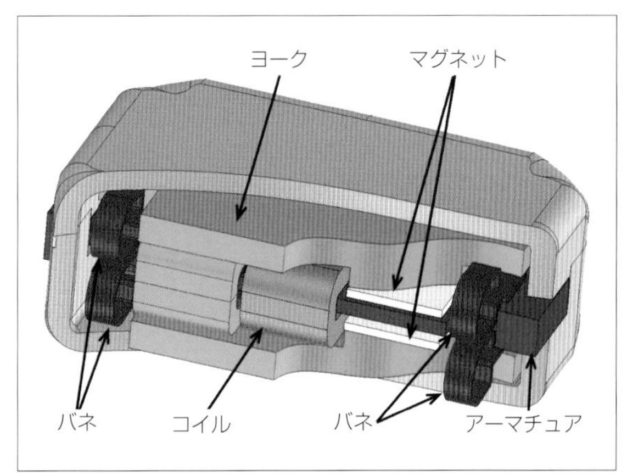

図 5．振動子の断面図

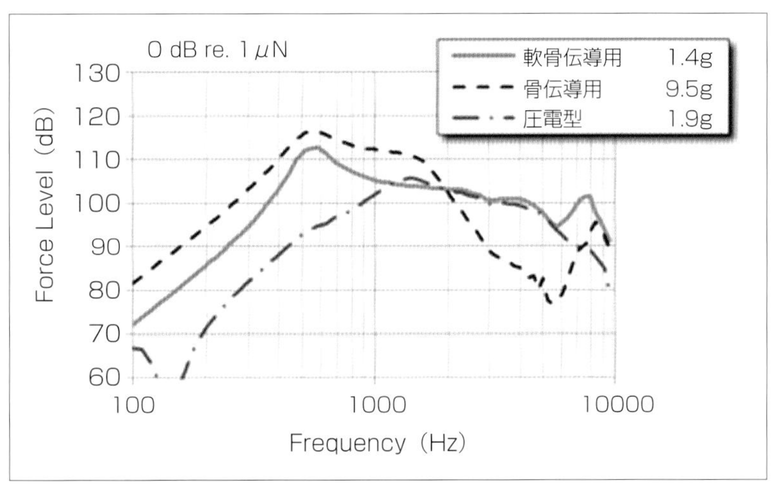

図 6．
人工マストイドによる各振動子の出力特性の比較

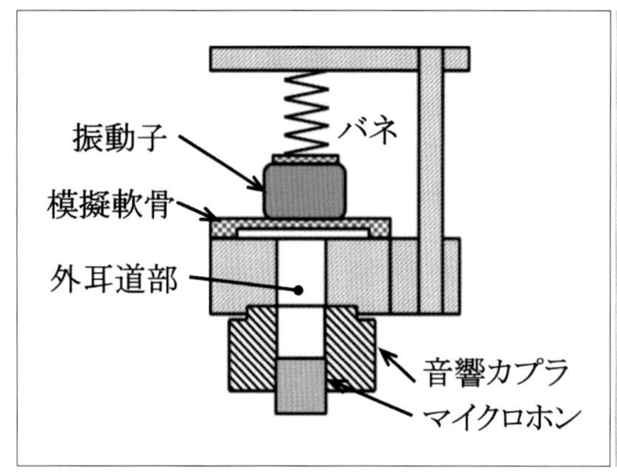

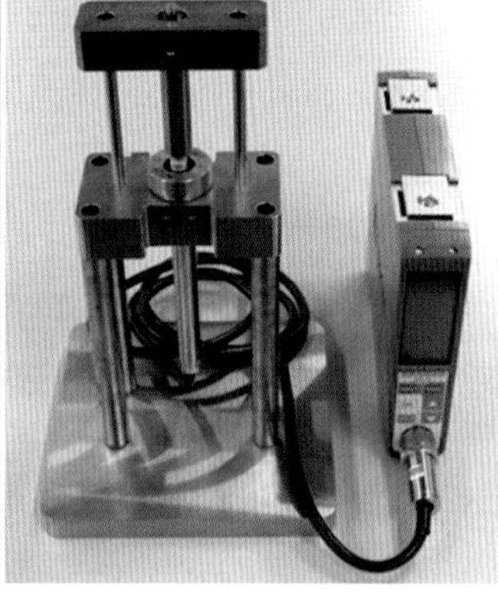

図 7. 軟骨伝導補聴器のための測定器の模式図と外観

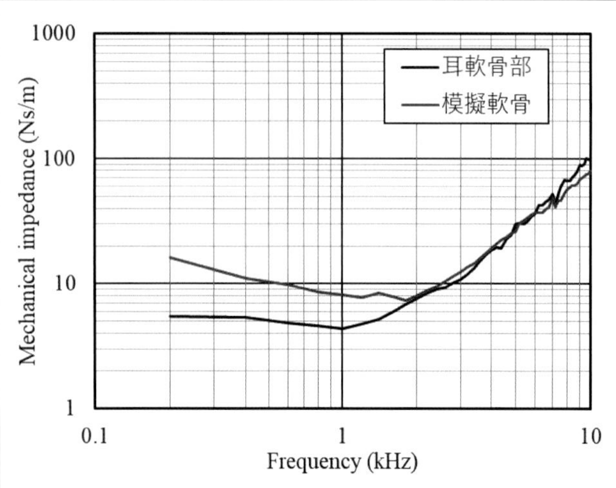

図 8. 耳軟骨と模擬軟骨の機械インピーダンス

1．補聴器の出力特性の測定

補聴器が正常に動作しているかを確認するために，出力特性を測定することは重要である．気導補聴器であれば音響カプラを用いて音圧レベルを，骨導補聴器の場合は人工マストイドを用いてフォースレベルを測定している．一方，軟骨伝導の出力特性については，その評価方法が研究されているものの[10]，まだ確立していない．そのため，製造工程などで軟骨伝導補聴器の出力特性を測定するための測定装置が必要となった．

軟骨伝導には3つの経路があるが，すべての経路を再現することは困難であった．そこで，軟骨伝導で特徴的な軟骨気導経路に着目した測定器を製作することとした．測定器は図7のように，耳軟骨を模擬した膜(以下，模擬軟骨)と，外耳道と鼓膜を模擬した音響カプラで構成されている．

測定の際には振動子を，バネを介して模擬軟骨に小さい力で固定させる．振動子を加振させることで，中空部の空気圧が変化し，最終的に音響カプラのマイクロホンで音圧を測定する．

模擬軟骨の素材と形状を選定するために，物体の振動に対する抵抗力を示す指標として広く用いられる機械インピーダンスに注目した．耳軟骨部の機械インピーダンスを測定した結果が図8の黒線である．これに近い素材と形状を選定した．その結果が赤線である．模擬軟骨の素材は衝撃吸収性に優れたゴムで，形状は厚さ1 mm，有効直径16 mmとした．

作成した測定器での測定の一例を図9に示す．軟骨伝導補聴器(リオン：HB-A2CC)を用いて，90 dB最大出力音圧レベルの周波数レスポンスを測定した．この測定器ができたことで，製品規格を定めて出荷時の検査が行えるようになった．ただし，注意点として，この測定器はあくまで製品の性能を確認するためのものであり，実際の患者での聞こえを類推することはできない．フィッティング現場では，個々に患者の装用閾値を確認するなどの評価が必要となる．

2．補聴器の装用方法

臨床研究の経験から，個々に補聴器を適切に装用させることが難しいことがわかっていた．それは，外耳道閉鎖症の患者の場合，耳介の周辺に奇形を伴うケースが多いためである．また，形成手術によって耳介を作成した患者の場合，様々な形状となる(図10)．そのため，振動子を安定して装用させるためには，個人ごとに振動子を固定する方法が必要であった．

さらなる課題として，振動子の質量が増加する

図 9.
最大出力音圧レベルの周波数レスポンス(軟骨伝導補聴器：HB-A2CC)

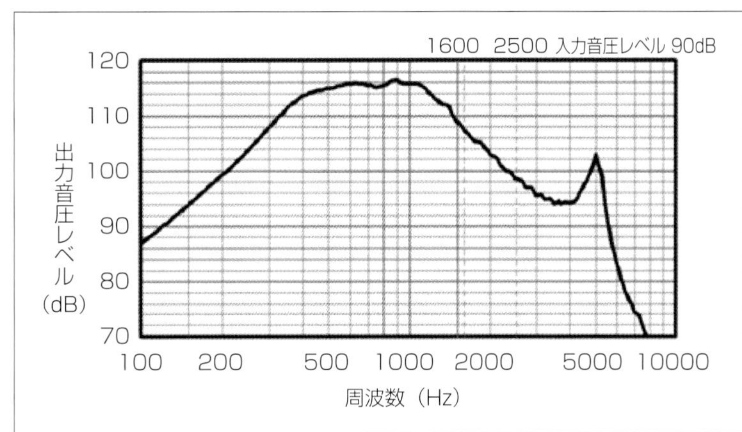

a | b

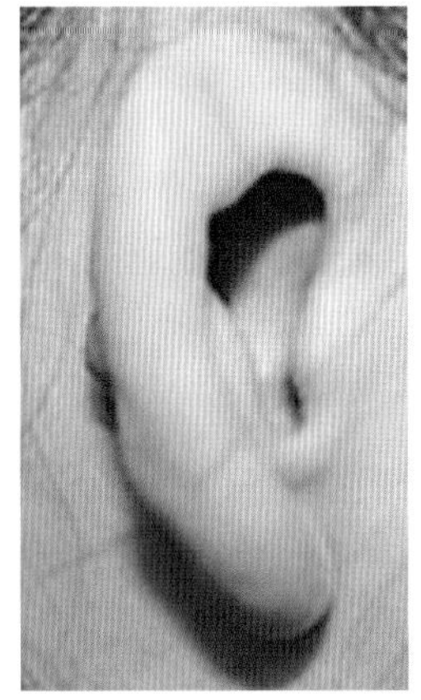
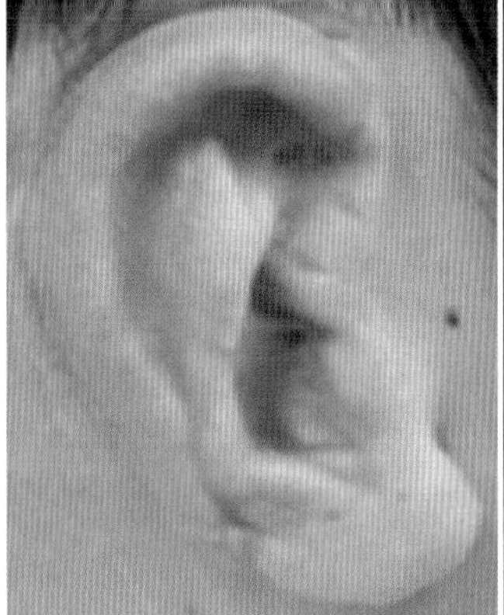
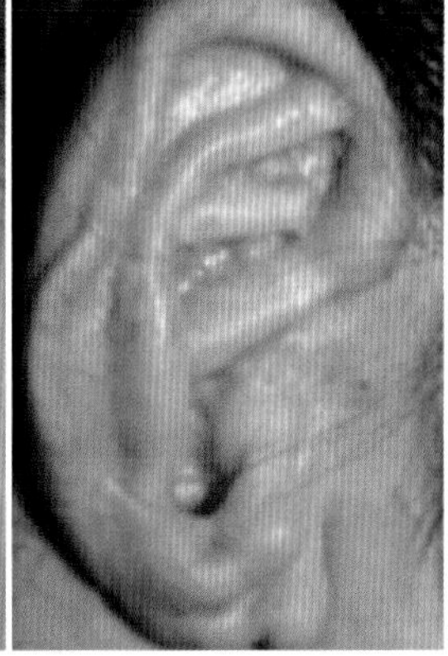

図 10.
先天性の外耳道閉鎖症，および耳介形成後の外観
a：先天性外耳道閉鎖症
b：耳介形成手術後

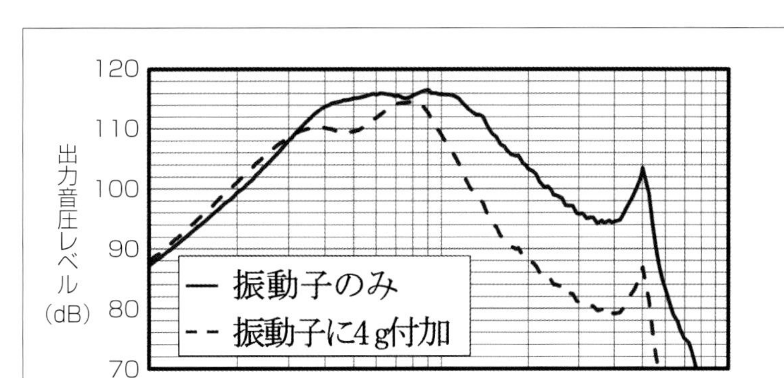

図 11.
振動子の質量の増加による変化

と高域の感度が低下することがわかった(図11). つまり，高域の装用閾値をできるだけ改善するためには，固定のための装着部をできるだけ軽量にする必要があった.

装用の安定性と軽量化のトレードオフを実現させながら，個々に装着部を作成することを，すべて手動で行うことは難しかった. そこで，オーダーメイド補聴器のシェルの作成で実用化されている3Dプリンティング技術を応用して，振動子の装着部を設計製造することとした.

設計製造の工程を図12に示す. 採取した耳型を3Dスキャニングで3Dデータ化する. この3Dデータから個々に適した装着部の形状を熟達した作業者がPC上で設計する. 次に3Dプリンティングで装着部を作成し，振動子と信号線とを組み立てる. 装着部の一例を図13に示す.

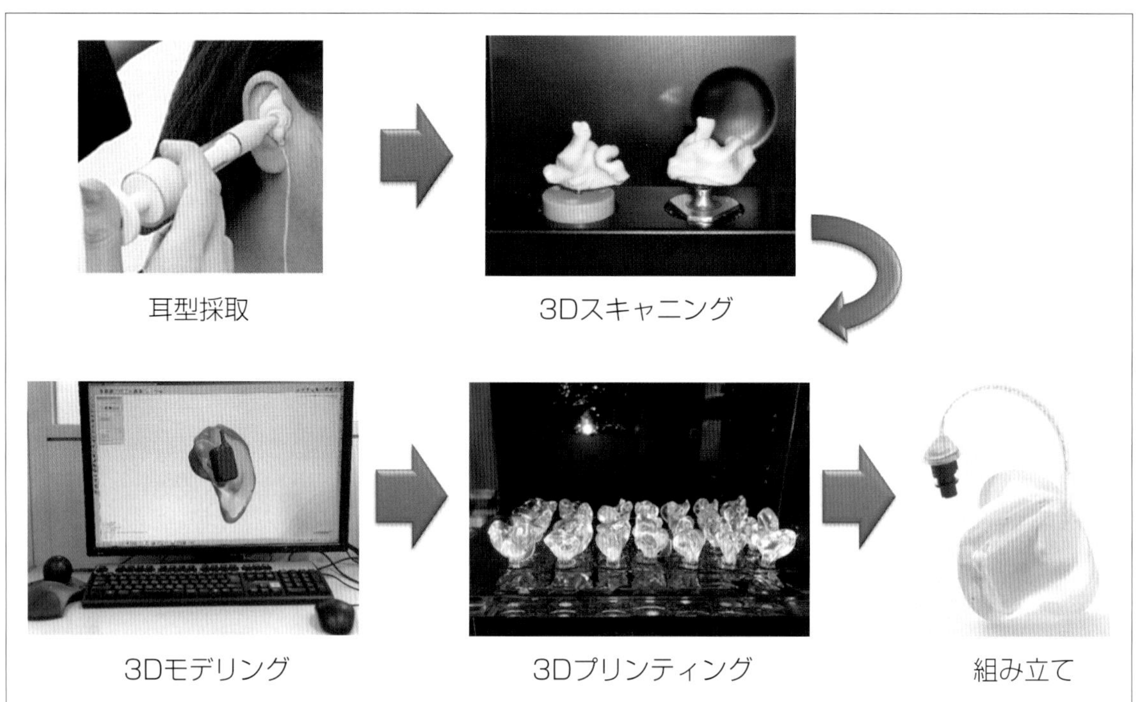

図 12. 装着部の設計製造工程

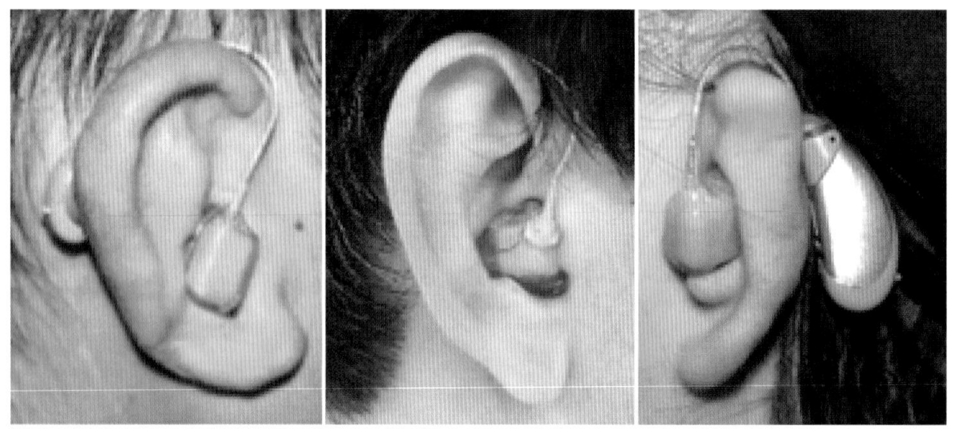

図 13. 装着部の例

感音性難聴への応用の試み

本項では現在研究中の事例を報告する．感音性難聴の補聴には気導補聴器が一般的に用いられる．しかし，耳栓で外耳道を密閉することで自声が不快に増幅される「こもり音」に装用者が悩まされることも多い[11]．そのため，耳栓に穴を空けることで，こもり音を軽減する「オープンフィッティング」が用いられている．しかし，オープンフィッティングでは，低域の音響利得を得ることが難しいという課題がある．

軟骨伝導の一つの経路として「軟骨気導経路」がある．これは，外耳道の内壁が振動することで発生する音により，外耳道を塞がない状態でも低域の音響利得が得られることが知られている．そこで，軟骨気導音を用いることで，外耳道を塞がずに快適な装用感を得ながら低域の増幅を行うという感音性難聴向けの軟骨伝導補聴器の検討を開始した．

感音性難聴向けに試作した振動子の駆動部を図14に示す．伝音性難聴（外耳道閉鎖症）向けの振動子からの改善点として，マグネットとアーマチュア間の隙間を0.15 mm(伝音性難聴向け)から0.3 mmに広げることで低域の出力を大きくした．また，生産性を高めるためバネの構造を見直した．結果として駆動部の全体の大きさは11×9.2×4.3 mmとなった．

耳甲介腔の窪みを利用して振動子を装用することにした．また，様々な耳甲介腔の形状の合わせることができるようにシリコン製のアタッチメントを試作した．その中の3種類を図15に示す．このアタッチメントにより，軟骨伝導の利点である，外耳道を塞がず低域の音響利得が得られる点と，振動子を皮膚に押し当てなくてよい点を生かすことができた．感音性難聴向けの軟骨伝導補聴器は，まだ試作段階であり，今後，製品化に向けた改良を加えていく予定である．

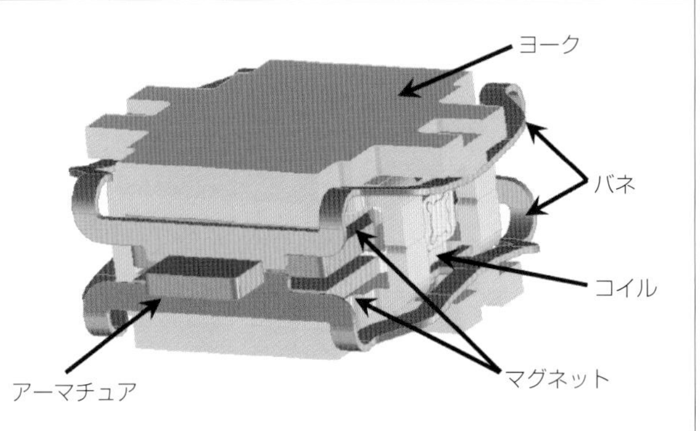

図 14. 感音性難聴向けに試作した振動子の駆動部

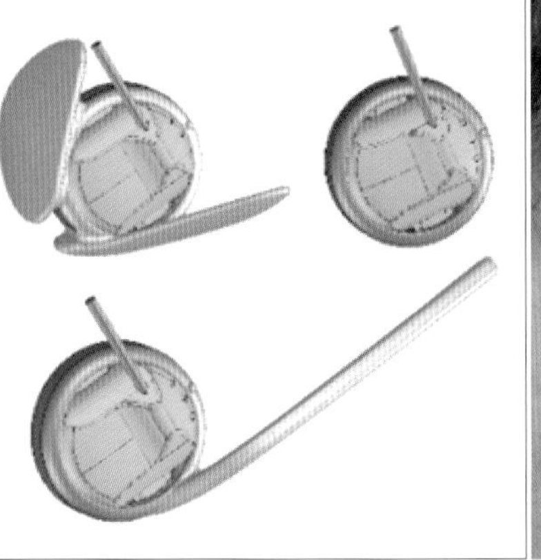
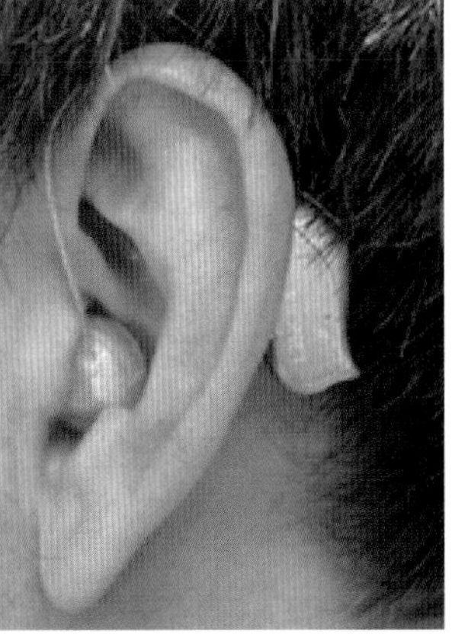

図 15.
感音性難聴向けの装用部例と装用状況

おわりに

軟骨伝導を補聴器へ応用するために独自の振動子の開発を開発し，製品化のための課題とその対策について報告した．また，軟骨伝導補聴器を感音性難聴向けに試作している経過を報告した．

参考文献

1) Dillon H：CROS, Bone-conduction, and Implanted Hearing Aids. Dillon H(eds)：434-450. Hearing Aids. Thieme, 2001.
2) Hobson JC, Roper AJ, Andrew R, et al：Complications of bone-anchored hearing aid implantation. J Laryngol Otol, **124**：132-136, 2010.
3) 細井裕司ほか：受話器．特願2004-166644. 2004a.
4) Nishimura T, Hosoi H, Saito O, et al：Is cartilage conduction classified into air or bone conduction? Laryngoscope, **124**：1214-1219, 2014.
Summary 外耳道の軟骨部分の振動によって誘発される空気伝搬音が，骨伝導の音伝達に重要な役割を果たしていることが示唆された．
5) Nishimura T, Hosoi H, Saito O, et al：Cartilage conduction is characterized by vibrations of the cartilaginous portion of the ear canal. PLoS One, **10**：e0120135, 2015.
6) Shimokura R, Hosoi H, Nishimura T, et al：Cartilage conduction hearing. J Acoust Soc Am, **135**：1959-1966, 2014.

Summary 耳珠に配置した振動子の接触圧を変化させ外耳道内音圧レベルを計測し，振動子が軽く触れるだけで軟骨伝導音が発生することを示した．

7) Hosoi H, Yanai S, Nishimura T, et al : Development of cartilage conduction hearing aid. Arc Mater Sci Eng, **42** : 104-110, 2010.

8) 岩倉行志，伊達宗宏：電気機械変換器及び電気音響変換器．特開 2014-179948, 2014.

9) 岩倉行志，舟橋史考：電気機械変換器及び電気音響変換器．特開 2015-139041, 2015.

10) Shimokura R, Hosoi H, Nishimura T, et al : Simulating cartilage conduction sound to estimate the sound pressure level in the external auditory canal. J Sound Vib, **335** : 261-268, 2015.

Summary HATS とウレタン製外耳道モデルを組み合わせること，軟骨伝導音を推定できることを示した．

11) Mejia J, Dillon H, Fisher M : Active cancellation of occlusion : An electronic vent for hearing aids and hearing protectors. J Acoust Soc Am, **124** : 235-240, 2008.

MB ENT, 294：34-39, 2024

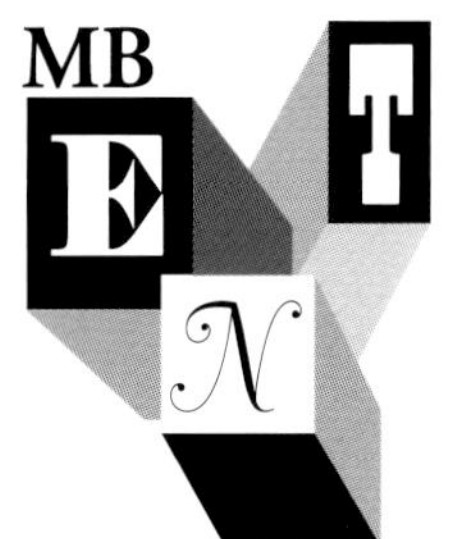

◆特集・軟骨伝導聴覚―耳鼻咽喉科医に必要な知識―

軟骨伝導補聴器と骨導補聴デバイス
―骨導補聴器，骨導インプラントとの違い―

西山崇経*

Abstract 骨導補聴デバイスは技術の進歩に伴い，小型・高性能化とともに選択肢が増えてきている．また，本邦では軟骨伝導補聴器が臨床応用されており，骨導補聴器と異なり圧迫感がなく，小型で目立たないという特徴をもつ．両者の主な適応症例は，外耳道閉鎖症や持続性耳漏を伴う症例と重複しており，機器の使い分けに苦慮する症例を経験する．執筆時点において，軟骨伝導補聴器は骨固定型骨導補聴器と比して同等からやや弱い程度の補聴効果が得られ，貼付型骨導補聴器と比して補聴効果が強い可能性が示唆されている．また，軟骨伝導補聴器は骨固定型骨導補聴器と比して，雑音下聴取能力の改善効果はやや弱い可能性が示唆されるが，音源定位能力については特定の傾向を示しておらず，軟骨伝導補聴器と骨導補聴デバイスの両耳聴に与える影響の差については，未解明である．軟骨伝導補聴器は義耳など新たな技術との融合などの可能性を秘めており，今後の発展が期待される．

Key words 外耳道閉鎖(aural atresia)，小耳症(microtia)，音源定位(sound localization)，雑音下聴取(hearing in noise)，両耳聴(binaural hearing)

はじめに

骨導補聴器を始めとした骨導補聴デバイスは，技術の進歩に伴い，より小型化，性能の向上，合併症の低減などが進んでおり，種類も増えるとともに適応聴力が広がるなどの影響もあり，難聴治療における存在感を増している．一方，細井らにより発明[1]され，世界に先駆けて本邦で臨床利用されている軟骨伝導補聴器は，骨導補聴デバイスと適応が重複することが多く，臨床の現場で判断に迷うことも少なくない．そこで本稿では，骨導補聴デバイスと軟骨伝導補聴器の差異に関して，適応や執筆時点で明らかになっている事項を中心に述べたい．

骨導補聴デバイスの種類と特徴

本邦で用いることができる骨導補聴デバイスは，骨導補聴器(図1)，骨固定型補聴器(Baha®，図2)，骨導インプラント(BONEBRIDGE®，図3)，貼付型骨導補聴器(ADHEAR®，図4)の4種類が存在する．いずれも振動子により側頭骨を振動させ，内耳に振動が伝導することで音として知覚する．骨導補聴器は振動子を乳様突起に当てることで使用するため，固定のためにメガネもしくはヘアバンドやカチューシャ型の補助器具が必要であり，症例によっては振動子が当たる部位に圧迫による疼痛や炎症を生じることがあるため，審美面や装用感にやや課題が残っている．Baha®はコクレア社が提供する骨導インプラントであり，チタン製の骨導端子を側頭骨に留置し，そこへサウンドプロセッサを固定し，音響振動を伝達させる．専用のヘッドバンドやサウンドアークと呼ばれる装用器具を用いることで，術前に装用効果を体感することが可能である．手術手技は容易であり，局所麻酔下・日帰りで行うことができる．インプラントがチタン製であることから，MRI

* Nishiyama Takanori，〒160-8582 東京都新宿区信濃町35番地 慶應義塾大学医学部耳鼻咽喉科学教室，講師

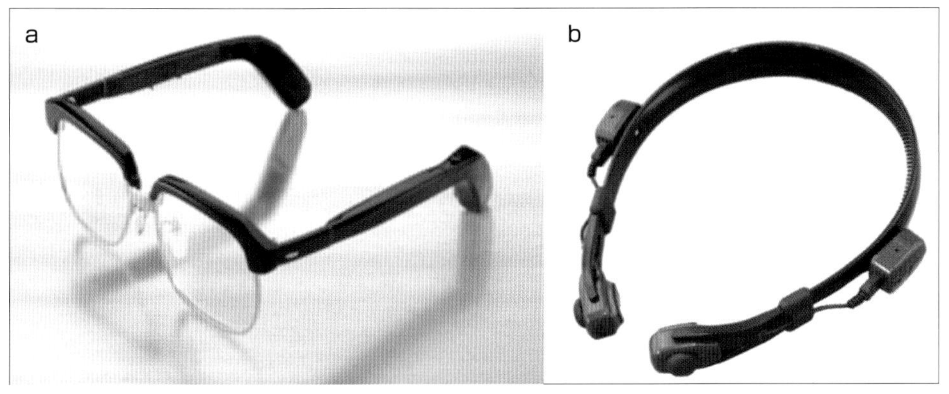

図 1. 骨導補聴器の例
a：眼鏡型骨導補聴器(リオン社 HP より)
b：ヘッドバンド型骨導補聴器(スターキー社 HP より)

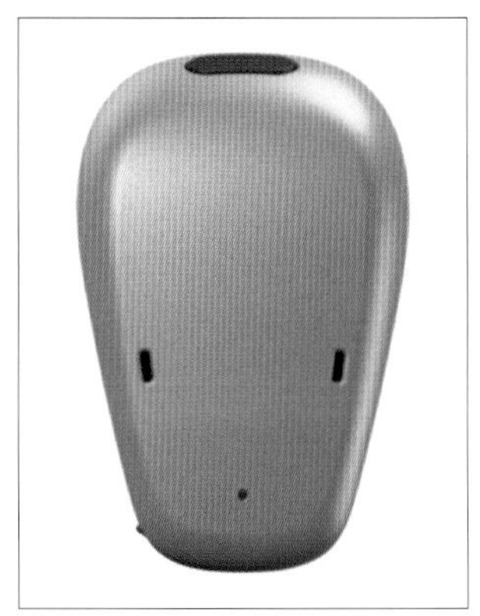

図 2. Baha® 6 Max サウンドプロセッサ
(コクレア社 HP より)

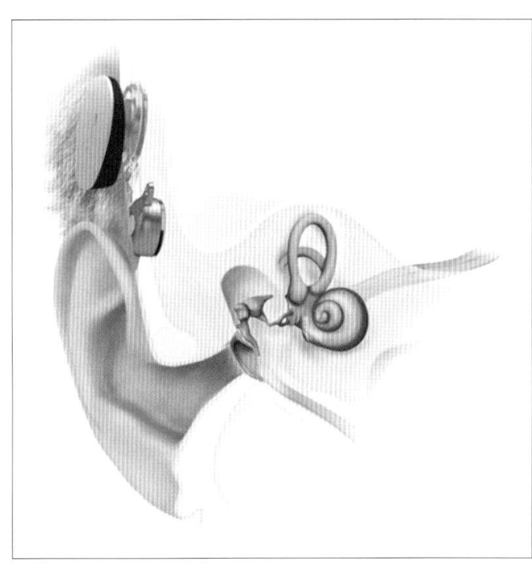

図 3. BONEBRIDGE®(メドエル社 HP より)

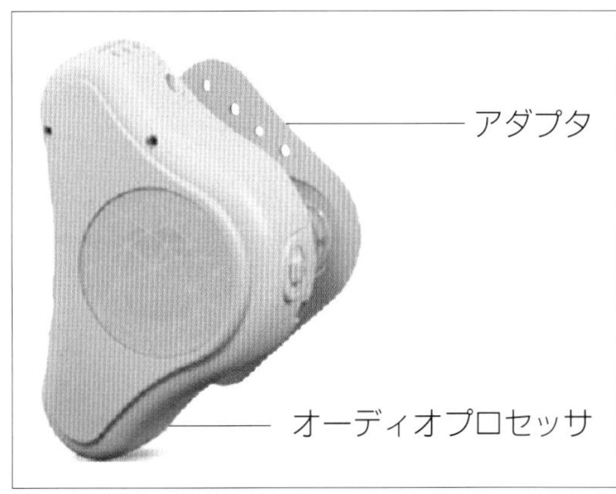

図 4. ADHEAR®(メドエル社 HP より)

(magnetic resonance imaging)画像に与えるアーチファクトの影響が極めてわずかであるという利点がある一方，固定器具が体外に露出していることから，挿入部皮膚の感染や炎症を合併しやすいという欠点もある．BONEBRIDGE® はメドエル社が提供する，完全埋込型の骨導補聴デバイスであり，側頭骨表面を削開して溝を作成し，そこへ振動子を固定することで，受信器とともに体内へ留置する．受信器に対して体外からサウンドプロセッサを接続することで音響振動を伝達する．Baha® よりも大きな手術が必要であるが，振動子および受信器がすべて体内へ留置されており皮膚と交通している部分がないため，皮膚の感染や炎症を起こすことが少なくなった一方，体内に振動子や受信器などの磁性体を留置するため，MRI 画像に半径 15 cm の大きなアーチファクトを生じてしまう欠点がある．また，術前に試聴することが

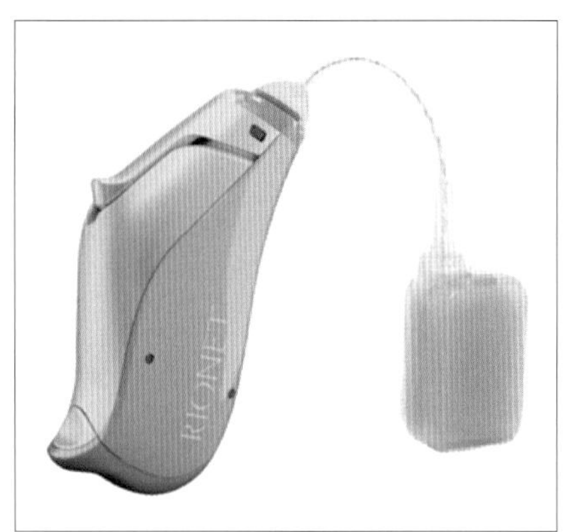

図 5. 軟骨伝導補聴器
（リオン社 HP より）

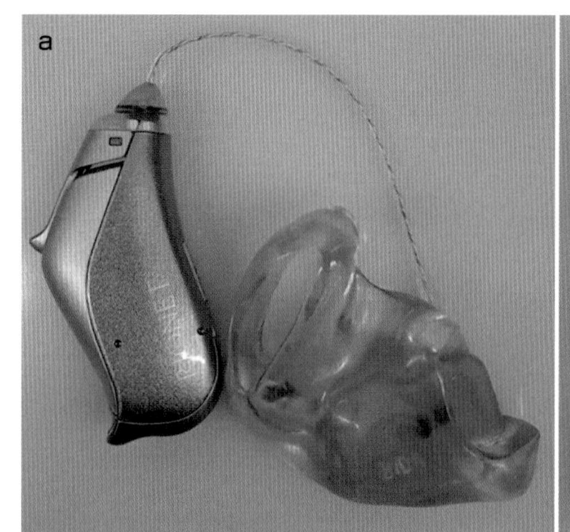

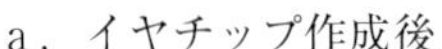

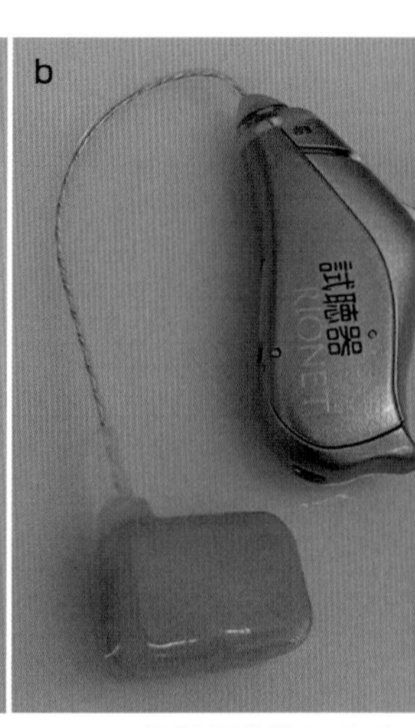

a．イヤチップ作成後　　b．横型振動子タイプ

図 6. 軟骨伝導補聴器の例

できないため，装用効果を類推できるシステムの確立が望まれる．ADHEAR® はメドエル社が提供する，乳様突起部にテープを用いて貼付・固定する非侵襲的骨導補聴デバイスである．手術が不要で固定のための圧迫を伴わないことから，装用感や審美性に優れるが，音響出力がやや弱く後述のとおり適応となる聴力レベルが限定されていること，固定のテープがすぐ剝がれてしまう症例があること，テープによるかぶれなどの皮膚障害を生じる可能性があることが課題である．費用については，Baha® や BONEBRIDGE® は後述の適応を満たす症例については保険適用となっているが，骨導補聴器と ADHEAR® は補聴器としての費用が必要となり，前者は概ね 20 万円弱，後者は 34 万円となっている．ADHEAR® は就学者割引により 28 万 9000 円へ減額可能であり，両者ともに医療費控除を受けることができる．

軟骨伝導補聴器の特徴

軟骨伝導補聴器は，外耳の軟骨の振動が効率よく中耳および内耳に伝導されることを応用した補聴器であり，細井らにより開発され2017年から登録医療機関において市販が開始された．従来の気導・骨導聴覚経路とは異なる第三の聴覚伝導経路を活用した補聴器であるため，骨導補聴器では得られにくい両耳聴効果を得られる可能性が期待されているが，詳細は明らかになっていない．Receiver in canal(RIC)補聴器の耳栓部分が振動子に置換された形状(図 5)をしており，振動子を外耳軟骨に当てることで音響刺激として知覚可能であり，特に耳珠軟骨に振動子を当てた場合に，効率よく音響刺激を伝導することができ[2]，軟骨に触れている程度で十分な装用効果を得ることができるため，骨導補聴器と異なり圧迫感がなく装用感に優れる特徴をもつ．耳甲介腔が開存している症例に対しては，振動子を耳甲介腔に固定することで安定装用が可能であり，イヤチップを作成するか横向きの振動子(図 6)を外耳道内へ一部挿入することで安定装用することができる．小耳症例など，耳甲介腔が閉鎖もしくは欠損している症例に対しては，両面テープを用いて耳珠軟骨が想定される部位の軟骨を振動させることで聴取可能になる．小耳症例などの正常解剖構造に乏しく振動子を当てる最適な位置を特定することが難しい場合には，実際に貼付する前に振動子を当てた部位で良好な聴取が可能であることを，声をかけて確認しながら行うことが有用である．補聴器フィッティングは気導補聴器と同様にフィッティングソフトを用いた利得・出力調整を行うが，外耳の状態や固定方法によって実際の装用効果に影響を受けるため，音場検査での確認が必須である．価格は 1 台 37 万円であるが，20 歳以下の症例では小児価格として 18 万 5000 円となり，医療費控除の適応にもなる．

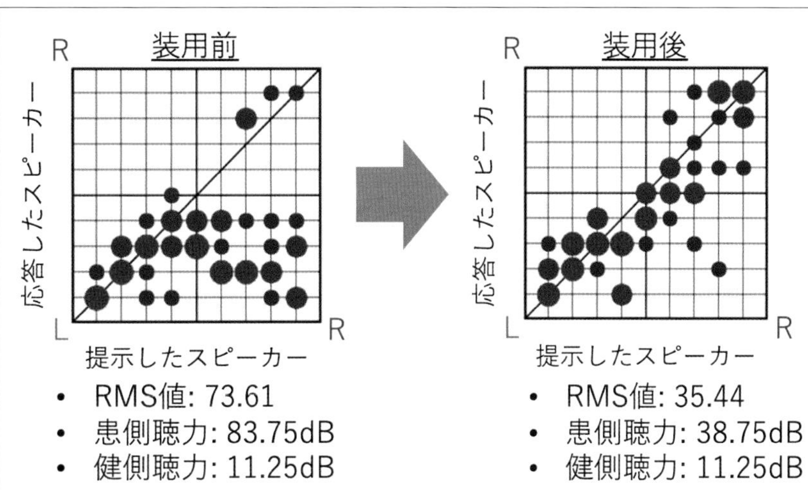

図 7.
7歳，女性．右小耳症
軟骨伝導補聴器装用前は，右からの提示音も左で錯覚していたが(左図)，軟骨伝導補聴器装用後は，錯覚が大幅に減少した(右図)．RMS値は小さいほど音源定位の正答率が高いことを表す
RMS；root mean square

骨導補聴デバイスと軟骨伝導補聴器の適応

骨導補聴デバイスのうち，保険診療として手術を行うBaha®とBONEBRIDGE®には適応基準が定められている．Baha®は両側の聴覚障害があり，少なくとも一側耳の骨導聴力レベルが55 dBHL以内(骨固定型補聴器Baha®システムの適応基準2023)であり，BONEBRIDGE®は植込側耳が伝音あるいは混合性難聴であり，植込側耳における500，1000，2000，4000 Hzの骨導聴力レベルが平均45 dB以内(骨導インプラントBONEBRIDGE®の適応基準2020)とされている．いずれも聴力改善手術や気導補聴器や軟骨伝導補聴器などの適応が難しい症例がよい適応であり，外耳道閉鎖症や持続性耳漏を認める症例，対側が高度難聴以上のいわゆるonly hearing earが主な対象疾患となる．ADHEAR®，骨導補聴器，軟骨伝導補聴器はいずれも保険診療ではないため，適応聴力は定められていないが，ADHEAR®はメドエル社としては骨導聴力が25 dB以内の症例を推奨している．骨導補聴器や軟骨伝導補聴器は，気導補聴器と比較して利得・出力の微調整や雑音抑制，指向性などの付加機能の設定という点でやや性能が劣るため，気導補聴器が使える症例では気導補聴器が第一選択となる．したがって，骨導補聴器，軟骨伝導補聴器ともに，Baha®やBONEBRIDGE®と同様の症例がよい適応である．軟骨伝導補聴器は発売当初は電池の誤飲の危険性から，3歳以上が推奨とされていたが，現行のモデル(HB-A2CC)はチャイルドロック機能が内蔵されており，乳児から使用が可能である．また，軟骨伝導補聴器は骨導とは異なる聴覚伝導経路を用いていると考えられており[3]，軟骨導では両耳聴ができる可能性があるため，片側外耳道閉鎖症などの一側性難聴者に対しても適応する価値がある．実際に自験例において，音源定位能力の改善を認める症例を認めており(図7)，片側外耳道閉鎖症例における購入率も高い[4)5)]．

骨導補聴デバイスと軟骨伝導補聴器の比較

前述のように，骨導補聴デバイスと軟骨伝導補聴器の適応となる症例は非常に重複している．軟骨伝導聴覚経路は骨導聴覚経路とは異なる経路とされているが[3]，2つの明確な差異の詳細は明らかになっておらず，実際に患者が両者を試聴した状態を比較検討することで判断する必要がある．現時点で骨導補聴デバイスと軟骨伝導補聴器を直接比較した論文は渉猟し得る限りで2報存在する[6)7)]．一つは我々の報告で，軟骨伝導補聴器，Baha®(サウンドアークを用いた試聴器)，ADHEAR®を6症例に対して比較試聴を行い，その効果を音場閾値，音源定位検査，Glasgow benefit inventory (GBI)質問紙を用いた生活の質(QOL)評価で比較検討した．結果的に，音場閾値検査では軟骨伝導補聴器とBaha®の装用閾値が，ADHEAR®と比較して低い(装用効果が高い)傾向を示した．音源定

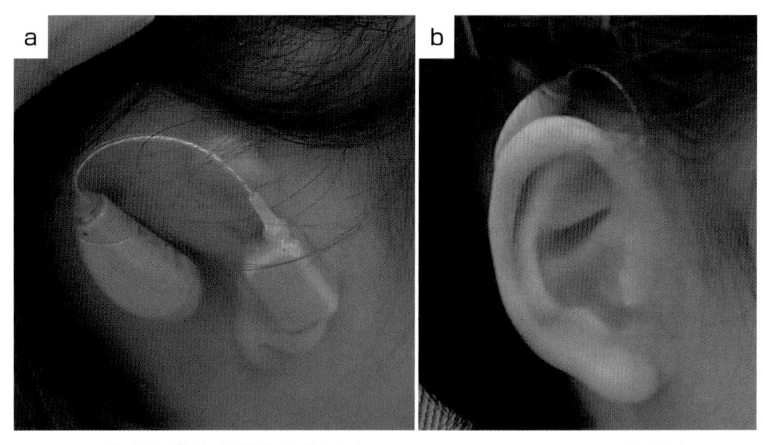

a．軟骨伝導補聴器単独装用時　　b．APiCHA 併用時

図 8． 右小耳症例

位検査では特定の傾向が現れず，提示音圧設定が不適切であった可能性を考えており，現在は提示音圧 55 dB で症例を蓄積している．QOL 評価でも特定の傾向は認められず，比較試聴を行うことが機種決定において重要であると考えられた[6]．ミシガン大学における報告は，Baha® 装用者 16 例 19 耳に対して，軟骨伝導補聴器を試聴し，装用閾値と雑音下聴取能検査成績の比較を行った．Baha® は軟骨伝導補聴器よりもわずかに装用閾値が低く，特に高音部において差が大きかった．雑音下聴取能検査においても，Baha® のほうが軟骨伝導補聴器よりもわずかに成績がよい結果を示しており，Baha® は軟骨伝導補聴器と比較し，聴取成績が高い可能性が示唆された[7]．以上のように，軟骨伝導補聴器は Baha® と比較しわずかに装用効果は低いものの，非侵襲的に効果を得ることができる有用な補聴器デバイスであることが示されている．また，軟骨伝導聴覚経路を活用していることから，両耳聴効果を得られる可能性がある点については，今後も症例数や検査方法，検査対象が調整された質の高い臨床研究や，音響的特性に関する基礎的研究によって明らかにされることが期待される．

軟骨伝導補聴器の新しい可能性

軟骨伝導補聴器が備えている独自の特徴として，表面から圧迫してもハウリングが生じず，低音部の装用効果がわずかに向上することが示されている[4]．我々はこの特徴を活用して，小耳症例に対して軟骨伝導補聴器の振動子を，3D 画像技術で作成した高精細な義耳で格納して装用することを考案した．音響特性に関する基礎的検証によって，軟骨伝導補聴器単独で装用した場合と，義耳と軟骨伝導補聴器を併用した場合で，ほとんど音響的に変化を認めないことを確認[8]し，軟骨伝導補聴器格納式義耳(auricular prosthesis incorporate with cartilage conduction hearing aid：APiCHA，図 8)を考案した．現在，倫理委員会の承認の下，耳介欠損症例に対して APiCHA を用いた前向き臨床研究(UMIN000044711)を行っている．本治療法は，小耳症例における審美面と聴覚面を非侵襲的に改善できる可能性を秘めた革新的治療法であり，Baha® など骨導補聴デバイスで同様のことを行おうとした場合には，Baha® に触れることでハウリングをきたしてしまうことや，機器が大きく格納が困難であるため，軟骨伝導補聴器の独自の特性を活用した治療法でもある．このように，新たな補聴デバイスを用いることは，新たな治療方法が出現する可能性を秘めており，今後も新しい治療法によって，現状のアンメットメディカルニーズが満たされていくことを期待したい．

さいごに

補聴デバイスに関する技術の進歩により，難聴者に対する人工聴覚器の選択肢は増加してきている．軟骨伝導補聴器と骨導補聴デバイスは，適応とする症例が重複していることもあり，患者だけでなく医療者においても使い分けに迷う機会に遭遇する．特に，軟骨伝導補聴器は本邦で開発された新たな補聴器であり，特性や効果について未解明の部分も多く残っており，本邦を中心としたさらなる研究と臨床知見の蓄積が加速していくことを期待している．

文　献

1) Hosoi H, Yanai S, Nishimura T, et al：Development of cartilage conduction hearing aid. Arch Mat Sci Eng, **42**：104-110, 2010.

2) Nishimura T, Hosoi H, Saito O, et al：Effect of transducer placements on thresholds in ears with an abnormal ear canal and severe conductive hearing loss. Laryngoscope Investig Otolaryngol, **6**：1429-1435, 2021.

3) Nishimura T, Hosoi H, Saito O, et al：Cartilage conduction is characterized by vibrations of the cartilaginous portion of the ear canal. PloS One, **10**：e0120135, 2015.

4) Nishiyama T, Oishi N, Ogawa K：Efficacy of cartilage conduction hearing aids in children. Int J Pediatr Otorhinolaryngol, **142**：110628, 2021.

Summary　小児例における軟骨伝導補聴器の有用性が検討されている．

5) Nishiyama T, Oishi N, Ogawa K：Who are good adult candidates for cartilage conduction hearing aids? Eur Arch Otorhinolaryngol, **278**：1789-1798, 2021.

Summary　成人例における軟骨伝導補聴器の有用性が検討されている．

6) Kitama T, Nishiyama T, Iwabu K, et al：Comparison of Cartilage Conduction Hearing Aid, Bone Anchored Hearing Aid, and ADHEAR：Case Series of 6 Patients with Conductive and Mixed Hearing Loss. Appl Sci, **12**：12099, 2022.

Summary　軟骨伝導補聴器, Baha®, ADHEAR® の比較試聴を行い，装用閾値，方向感検査，QOL 評価によってそれぞれの効果が比較検討されている．

7) Nairn EM, Chen AS, Nishimura T, et al：Hearing Outcomes of a New Cartilage Conduction Device vs Bone Conduction Devices. Otolaryngol Head Neck Surg, **168**：821-828, 2023.

8) Nishiyama T, Hayashi S, Oishi N：A novel auricular prosthesis which incorporates a cartilage conduction hearing aid based on 3D data processing technique：a preclinical evaluation. Eur Arch Otorhinolaryngol, **279**：3741-3744, 2022.

Summary　軟骨伝導補聴器を被覆するような高精細な義耳を 3D プリンターで作成し，軟骨伝導補聴器単独時と義耳併用時の音響特性を比較検討されている．

MB ENT, 294：40-46, 2024

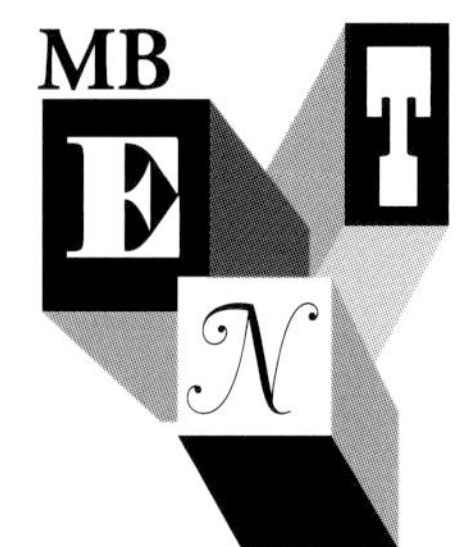

◆特集・軟骨伝導聴覚―耳鼻咽喉科医に必要な知識―

先天性外耳道閉鎖症での装用効果

矢間敬章*

Abstract 先天性外耳道閉鎖症は催奇形因子など多因子の影響により生じ得るもので，発症頻度は年間出生1～2万人に1人，両側例はそのうち1/3～1/7まで報告により幅がある．右耳，男性に生じやすく，閉鎖状態は骨性閉鎖と軟性閉鎖に分けれられ，外耳道が全く形成されないものや途中まで形成され盲端になるものまで個人差がある．完全閉鎖の場合，高度伝音難聴となり得る．言語習得のために早期の聴覚活用の流れが一般的だが，軟骨伝導補聴器は審美面，装用感ともに優れており，補聴手段の選択肢の一つとして期待できる．一方で，小耳症や中耳奇形をしばしば合併するため，フィッティングの際に適切な固定場所の選定，安定装用のための工夫，出力調整は装用状態を音場で確認するなど，患者ごとの対応が必要である．さらには，患者本人もしくは保護者への装用指導も重要である．購入に際して公的補助が使用可能な地域もあるため，情報収集を怠らないようにしたい．

Key words 先天性外耳道閉鎖症(congenital aural atresia)，伝音難聴(conductive hearing loss)，軟骨-骨導経路(cartilage-bone conduction)，審美性(esthetics)，フィッティング(fitting)

先天性外耳道閉鎖症の発生学的要因と特徴

外耳道の発生は，胎生4週目頃より第一鰓溝が内側に嵌入し第一次外耳道となるところから始まる．この内腔で外胚葉細胞が増殖し，上皮板となって外耳道栓が形成される．この外耳道栓が消失して管腔が形成され，外耳道が完成する．催奇形因子などの影響により，この過程が障害されると先天性の外耳道奇形を生じると考えられており，外耳道の完全閉鎖を生じれば新生児期より高度の伝音難聴を生じ得る．先天性外耳道閉鎖症の原因は，多くの場合多因子で，ほとんどの症例は特発性であり原因不明であることが多いが，Goldenhar症候群，Treacher-Collins症候群，Crouzon症候群，Moebius症候群，Klippel-Feil症候群，Fanconi症候群，DiGeorge症候群およびPierre Robin症候群などでみられることがある[1)]．外的な危険因子としては母親のサリドマイド使用，血流障害，糖尿病などが含まれる[2)]．その他，神経堤細胞の移動障害などを引き起こすビタミンA誘導体が奇形を誘発することも報告されている[3)]．

また，外耳道閉鎖症はしばしば小耳症や顔面神経走行異常を合併する．発生学的に耳小骨の変形・固着のような中耳奇形を伴うことは多いが，内耳奇形を伴うことは稀であるとされる．古くはMarx[4)]により，さらにはAltmann[5)]，Nautonら[6)]により内耳奇形の合併について報告されているが，その程度については一定していない．

先天性外耳道閉鎖症の発症頻度は年間出生1～2万人に1人とされ，両側例はそのうち1/3～1/7まで文献によって差がある．右耳に発症しやすく，男性が女性よりも2.5倍罹患しやすいとされる[2)]．

閉鎖の状態は骨性閉鎖と軟性閉鎖に分けられ，

* Yazama Hiroaki，〒683-8504 鳥取県米子市西町36-1　鳥取大学医学部感覚運動医学講座耳鼻咽喉・頭頸部外科学分野，講師

外耳道が全く形成されないものや途中まで形成され盲端になるものまで個人差がある．骨部外耳道欠損例では鼓骨板が形成されており，Mallo ら[7]は鼓膜輪の存在が外耳道の誘導に関与している可能性を示唆し，外耳道形態を規定していると考えられている．

外耳道閉鎖症における軟骨伝導経路

軟骨伝導端子から発生する音伝達については，直接気導経路，軟骨-気導経路，軟骨-骨導経路が存在するとされており[8]，さらには軟骨-軟組織経路[9]の存在も推定されている．これらの中で，Nishimura ら[10]は外耳道の軟骨部分の振動によって誘発される空気伝導音が重要な役割を果たしていることを示唆しているが，より詳細な伝達経路は未だはっきりしていない．外耳道閉鎖症は気導伝達を期待できないため，気導経路によらない軟骨-骨導経路，軟骨-軟組織経路が効果的に音伝達を担っていることが推測される．西村ら[11]は人工マストイドを用いて骨導補聴器の評価方法に準じ，軟骨伝導補聴器に 90 dBSPL 入力を行った際の最大出力を評価し，適応聴力範囲を推定しているが，実際の生体において同様の補聴効果が得られるかどうか規定できていない．一方，我々も軟骨伝導加振により外耳道後壁骨や鼓室岬角の振動を実測し，軟骨-骨導経路が生体内で実在することを証明しているが[12]，伝わった振幅の大きさと聴取レベルの関係についてはまだ検討が必要な状態であり，今後詳細なメカニズム解明が期待される．実臨床では，外耳道閉鎖症の軟骨伝導補聴器装用者は確かに装用効果を実感することができており，装用希望者も多いという報告[13]があるため，効率よく内耳へ振動を伝えるメカニズムが働いていると予想される．また，一側・両側外耳道閉鎖症での臨床試験で，気導補聴器や骨導補聴器より軟骨伝導補聴器装用継続を希望する症例が多かった結果も報告[14]されており，軟骨伝導補聴器は外耳道閉鎖症にも補聴手段の選択肢の一つとして十分期待し得る補装具である．

聴力状態と補聴の重要性

両側性外耳道閉鎖症の場合は補装具がなければ音声知覚に支障をきたすため，早期の聴覚補償が重要となる．一方で，一側性の場合，反対側の聴力障害がない限り正常な言語発達を示すことが多いが，機能的な片耳聴のため言語発達に影響を受ける危険性が高い．正常な言語発達のためには，意図して障害のないほうの耳が活用できるような位置取りや，学校での座席配置の配慮といった環境整備に加え，障害側に補装具を装着し活用することも有効な手段であるとされてきたが，近年は補聴器の活用が聴覚機能予後を改善させるという報告[15]もあり，早期の聴覚活用が検討されるべき流れが出てきている．

音声知覚の際に重要である気導経路が閉塞しているため聴力状態は伝音難聴を示すものが多く，聴力損失は 60 dB 程度であるとされているが，時に混合性で重度難聴の症例もみられる．外耳道閉鎖症例の聴力所見について，戸田ら[16]は純音聴力検査を施行し 4 分法で平均気導聴力レベルは 66±15 dB，平均骨導聴力レベルは 17±17 dB であったと報告している．このことから，外耳道閉鎖症では平均 40 dB 程度の気骨導差が生じているものと推測される．また，平均骨導聴力レベルでは高音域になるにつれて障害の程度が高度であったとも報告している．

聴力閾値の測定は補装具の出力調整の目安となるが，乳幼児期において閉鎖耳の正確な骨導聴力評価を行うことは概して難しい．可能であれば骨導 ABR などを行い正確な聴力評価をしておきたいが，オージオメータで測定した気導値や気導 ABR 結果を参考に補聴器フィッティングを開始するしかない．軟骨伝導補聴器は振動子の固定状態によって伝導状態が変化し，また伝導状態にも個人差が大きく出ることがあるため，固定部位の選定が重要である．軟骨が存在する部位もしくは直下に骨があって振動子が浮かないよう固定できる場所に振動子を隙間なく密着させ，直接音場で補聴効果を計測して出力を調整する必要がある．一方で，振動子の固定が十分であったとしても，振動伝達状態は外耳道の閉鎖状態や耳介の形状によって変わる可能性があり，正確な補聴器出力を定めることが難しい．そのため，40 dB 程度の A-B gap を推定した聴力をもって出力調整の基準とせざるを得ず，実際のフィッティングでは装用効果を直接音場で確かめながら，特性曲線を調整し合わせていくことになる．一側性の場合は対側耳に耳栓を使用するかマスキングをかけて対応する．このように個々人に適切な振動子装着部位の選定と出力調整の対応が必要なため，現在軟骨伝導補聴器のフィッティングは，基本的に取扱施設基準を満たす医療機関に限定されている．

軟骨伝導補聴器の特性と活用

外耳道閉鎖症に対する治療として外耳道形成術および鼓室形成術による手術療法と Baha® や VSB といった人工聴覚器の装用があるが，早期の聴覚補償が重要視されている現在，先天性外耳道閉鎖症に対する介入の第一歩として補聴器の導入が検討されることがほとんどであろう．当然のことながら，外耳道が閉鎖しているため通常の気導補聴器では有効な効果が期待しにくい．このため，従来は眼鏡型やカチューシャ型の骨導補聴器が用いられていた．骨導補聴器は比較的安価で装用しやすい利点があるが，外れやすく体動で落下し故障が多いことや，体表から目立ちやすく審美面において問題があった．また，長時間の装用で体表接触部に皮膚炎を生じることがあるなども連続装用に支障をきたす誘因であった．軟骨伝導補聴器は骨導補聴器のように軟骨–骨導経路および軟骨–軟組織経路によって音を振動として伝えることができるが，骨導補聴器との違いは，振動子が非常に小さく軽い形状であり，審美面でのメリットが大きいこと，また小耳症などの合併のため振動子の挿入固定が難しい場合には両面テープを使用して固定することができ，上記のような皮膚障害をきたしにくいことが挙げられる．振動子の固定が適切に行われていれば，両面テープでの固定のような圧着を行わない状態でも装用効果が劣ることがない所がこの補聴器の特筆すべき点である．しかし，体動や発汗などでテープの粘着力が落ち，補聴器が脱落して頻回にテープを貼り替えなければならない症例も多く，対策として人工内耳プロセッサ固定で用いられているようなヘアバンドを用いたり，義耳を使用した固定法[17]を検討するのも一手である．

外耳道閉鎖症例フィッティングの実際

装用開始した症例の一般的な流れと，装用に工夫を行った症例各 1 例ずつ提示する．

症例 1：10 歳，男児

【現病歴】新生児聴覚スクリーニングで左 refer，左小耳症，左外耳道閉鎖症について，当科紹介初診．ABR で右 35 dBnHL，左 70 dBnHL であり，一側性伝音難聴として聴力経過観察を継続していた．軟骨伝導補聴器発売の情報を聞き，装用希望でフィッティングを行うこととなった．

【身体所見】外耳道は閉鎖しており，耳介は荻野の分類 Grade Ⅳに相当する形態を呈している．その他，外表奇形は認めていない．

【画像検査と聴力検査】聴器 CT 画像(図 1)では左外耳道の骨性閉鎖を認め，一部耳小骨は認めるものの，ツチ骨頭は固着，キヌタ骨長脚が欠損し，アブミ骨上部構造は不明瞭であった．内耳奇形は認めなかった．標準純音聴力検査(図 2)は右正常範囲で，骨導聴力は左右差なし，左気導は 61.7 dB(平均 4 分法)であった．

【経　過】残存耳介の前方に振動子が収まる窪みがあり，内部に軟骨の突出があることを確認した．ここを目印に振動子を両面テープで固定し，試聴器をフィッティングした(図 3)．音場による聴力検査で補聴効果を調整し，全体的に 30 dB が聴取できるレベルで出力特性(図 4)を調整した．一月程度試聴をしてもらった結果，雑音などが気になるようであるが明瞭度改善を実感し，装用についても目印があるため固定もすぐに慣れたよう

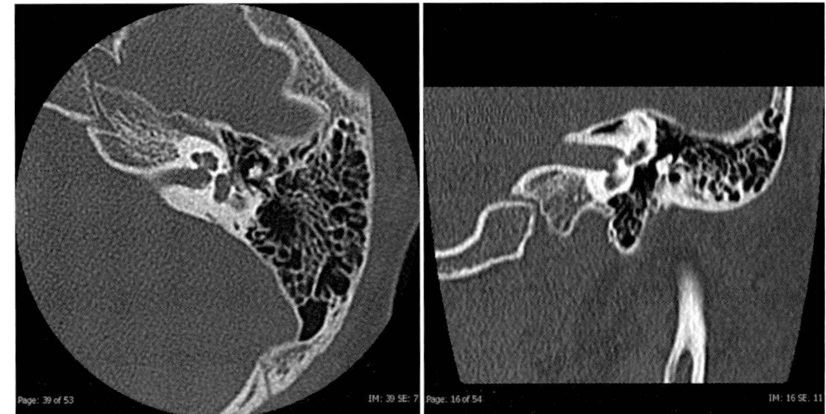

図 1.
症例 1：側頭骨 CT
外耳道は骨性閉鎖，耳小骨も固着を認める

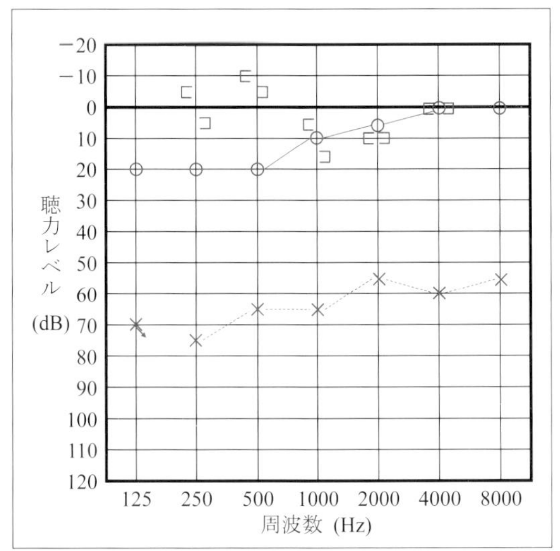

図 2. 症例 1：標準純音聴力検査
左気導聴力は 61.7 dB(平均 4 分法)で約 50 dB 程度の A-B gap を伴う

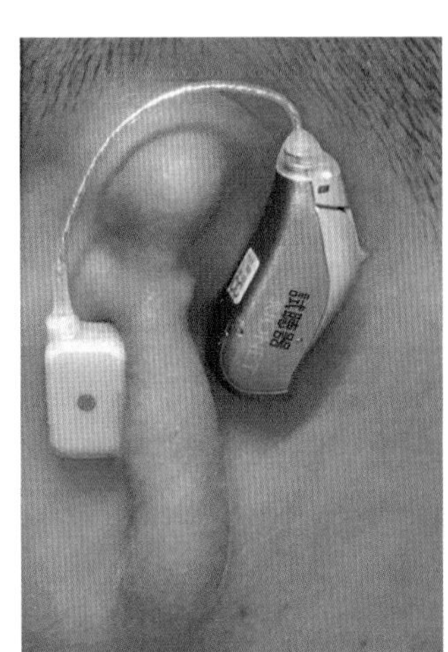

図 3. 症例 1：試聴器装用状態

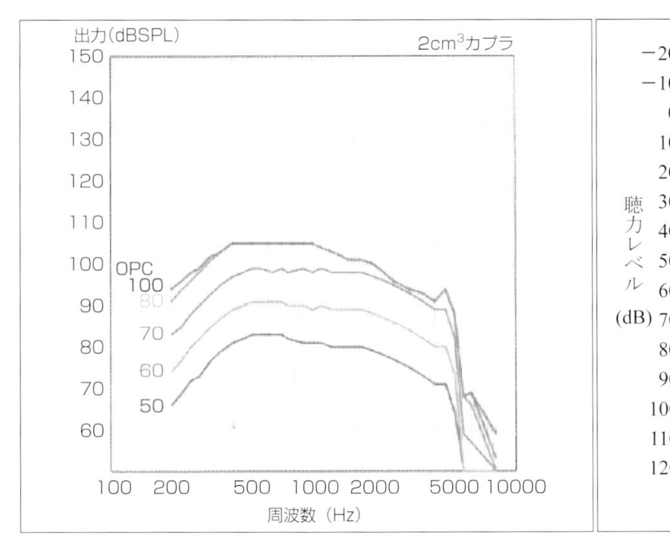

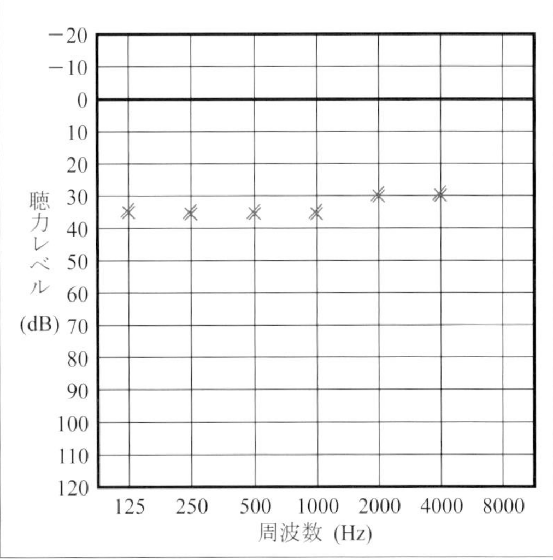

図 4. 症例 1：試聴器フィッティング時の特性曲線と補聴効果

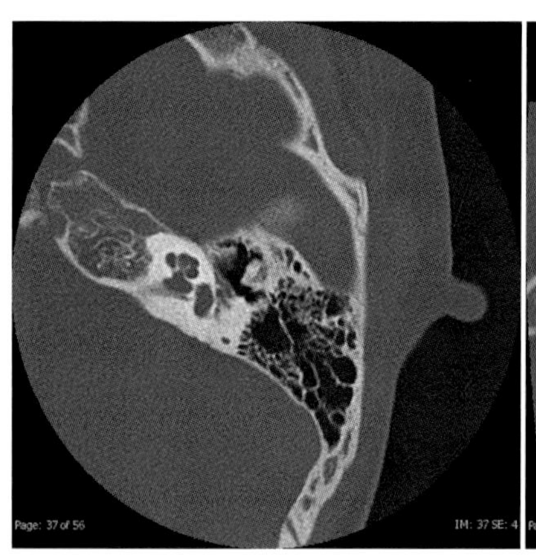

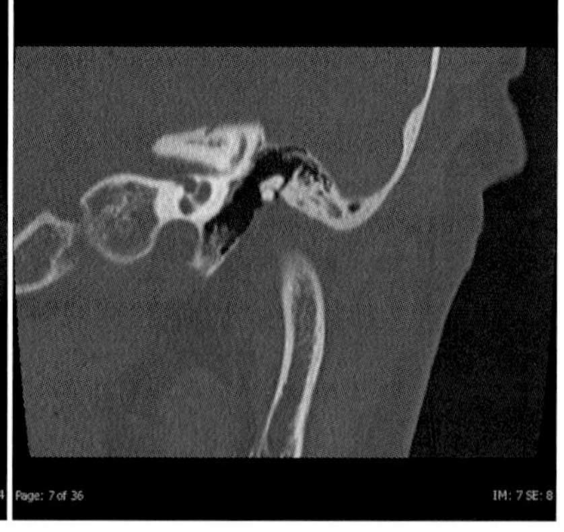

図 5.
症例 2：側頭骨 CT
外耳道は軟性閉鎖，耳小骨は軟部組織に接着しているがアブミ骨との連続性は認めない

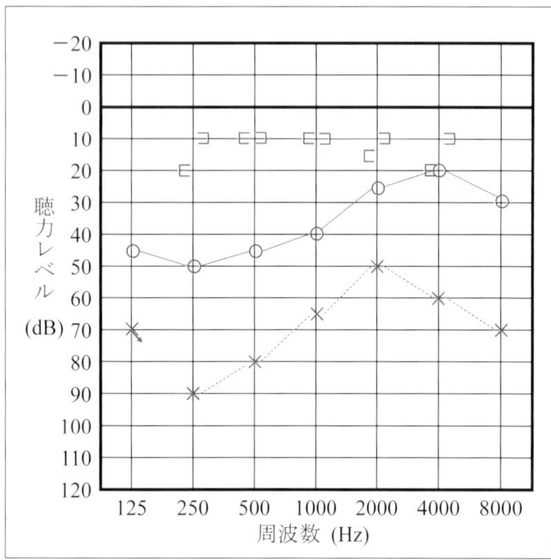

図 6. 症例 2：標準純音聴力検査
右低音障害型の伝音難聴，左気導聴力は高度難聴域を示していた

であり，購入を希望され採寸のうえ発注に至り，現在も装用が継続できている．

症例 2：6 歳，男児

【現病歴】出生時より左外耳道閉鎖症，左小耳症を認め，右軽度難聴もあり，近医開業医および聾学校で経過観察を受けていた．軟骨伝導補聴器の発売に伴い装用を希望され，当科紹介受診となった．

【身体所見】右耳は特記所見なし．左耳は外耳道が完全閉鎖しており，荻野の分類で Grade IV の耳介奇形を有していた．

【画像検査と聴力検査】聴器 CT 画像(図 5)では左外耳道の軟性閉鎖があり，耳小骨は奇形を有し連鎖の離断が疑われた．標準純音聴力検査(図 6)では右低音障害型の伝音難聴，左気導聴力は高度難聴域であった．

【経　過】右は気導補聴器の装用，左は軟骨伝導補聴器を導入することとした．左耳介軟骨の突出部前方の平らな部位に振動子を取り付け，軟骨の突出部にも側面から接着できる部位を取り付け場所とした(図 7)．図 8 のような特性曲線で示す出力に調整し，試聴を開始したところ閉鎖側からの聞き取り改善を自覚し購入を希望された．製品完成後に再度フィッティングを行い，30 dB 程度が聴取できていることを確認し，装用開始となった．当初振動子と補聴器本体を両面テープで固定する装用方法であったが，すぐに脱落する点に装用の困難感を感じられるようになった．一方，同時期に義耳の作成を希望されたため，振動子を固定している部位が露出できるような形態での作成を依頼した(図 9)．補聴器のリード線は義耳の耳介に引っ掛けることができるため脱落しにくく，振動子のみを両面テープで固定するのみで安定して使用継続が可能となっている．

軟骨伝導補聴器購入に関する助成金制度

軟骨伝導補聴器を購入するにあたり，20 歳以下の方については定価を半額の 15 万円に割引されているものの，費用負担は保護者を悩ませる原因となる．一側性外耳道閉鎖の場合，両耳聴にすることで大きなメリットをもたらすことが期待されるが，反対側が良聴耳であることがほとんどのため身体障害交付の対象にはならず，また両側性であっても聴覚障害 6 級基準である両側平均 4 分法

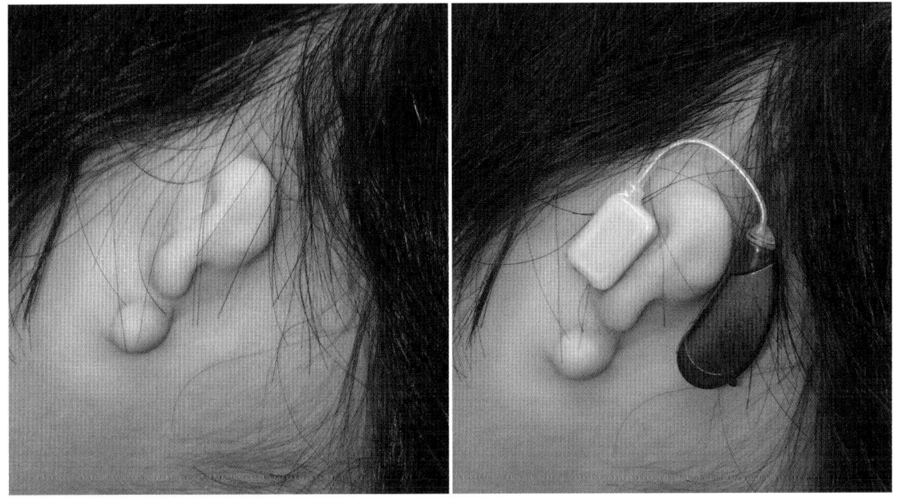

図 7. 症例 2：振動子固定位置
耳介軟骨の窪みにフィットさせるように振動子を両面テープで固定

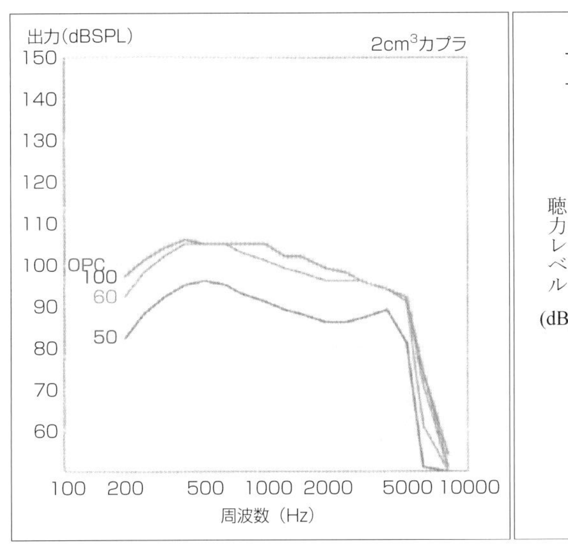

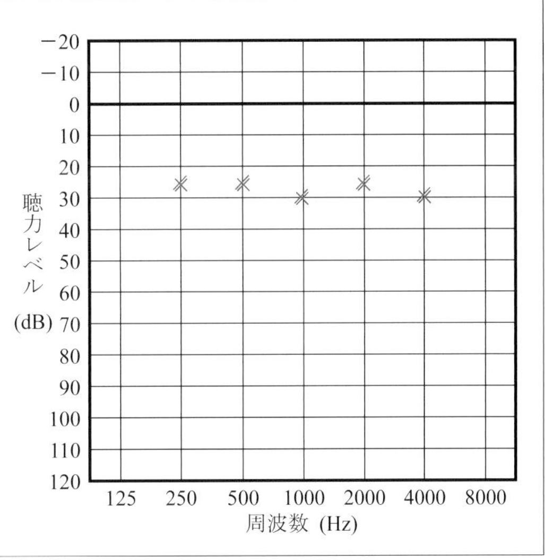

図 8. 症例 2：特性曲線と補聴効果

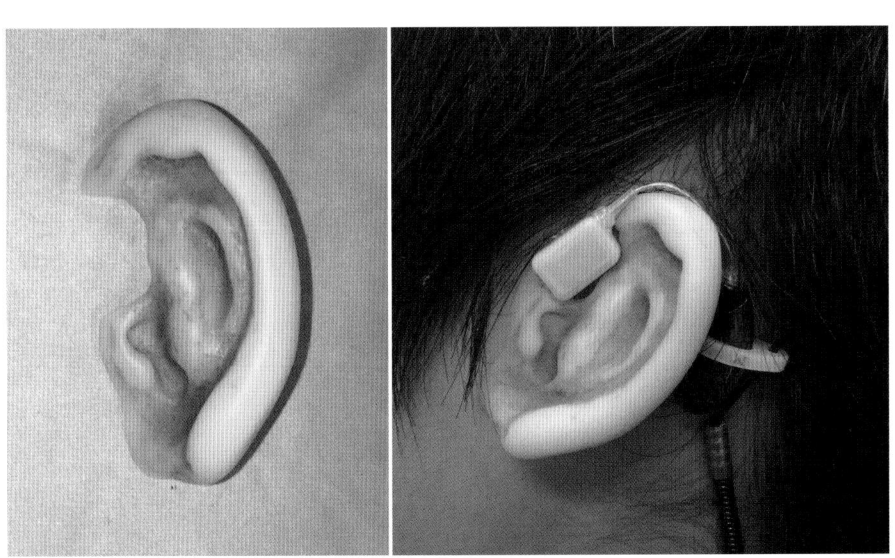

図 9. 義耳と義耳併用した補聴器装着
耳介軟骨部分が表面へ出るように義耳を作成．リード線が義耳の耳介にかかっており，安定性が向上した（本体に脱落紛失予防のストラップ装着）

70 dBを満たす症例がすべてではない．そのため，以前は聴覚障害対象外の症例は補聴器購入費用を全額負担しなければならなかったが，近年聴覚障害手帳交付対象外の難聴児に対する補聴器購入助成が全国的に広がっており，概して学童期には購入費用基準額の1/3負担で購入ができるようになってきた．さらには，従来の気導・骨導補聴器で効果が期待できず，軟骨伝導補聴器が適合する場合は，差額自己負担ではなく特例補装具として支給可能となってきている市町村もある．ただし，まだ申請が出されていない自治体では対応が分かれることがあり，医療者側も全国の動向について情報を集め対応する必要がある．軟骨伝導補聴器装用者数が増え浸透してくれば，今後さらなる支援拡充も期待される．

参考文献

1) Feenstra I, Vissers LE, Orsel M, et al：Genotype-phenotype mapping of chromosome 18q deletions by high-resolution array CGH：an update of the phenotypic map. Am J Med Genet A, **143A**：1858-1867, 2007.
2) Kelley PE, Scholes MA：Microtia and congenital aural atresia. Otolaryngol Clin North Am, **40**(1)：61-80, 2007.
3) Lee YM, Osumi-Yamashita N, Ninomiya Y, et al：Retinoic acid stage-dependently alters the migration pattern and identity of hindbrain neural crest cells. Development, **121**：825-837, 1995.
4) Marx H：Die Missbildungen des Ohres, Henke F & Lubarsch O：Handbuch der spez path Anat und Histol. Berline Springer Vol 12：609-734, 1927.
5) Altmann F：Congenital atresia of the ear in man and animals. Ann Otol, **64**：824-858, 1955.
6) Nauton RF, Valvassori GE：Inner ear anomalies：Their association with atresia. Laryngoscope, **78**：1041-1049, 1968.
7) Mallo M, Gridley T：Development of the mammalian ear：Coordinate regulation of formation of the tympanic ring and the external acoustic meatus. Development, **122**：173-179, 1996.
8) Hosoi H, Nishimura T, Shimokura R, et al：Cartilage conduction as the third pathway for sound transmission. Auris Nasus Larynx, **46**：151-159, 2019.
9) Morimoto C, Nishimura T, Hosoi H, et al：Sound transmission by cartilage conduction in ear with fibrotic aural atresia. J Rehabil Res Dev, **51**：325-332, 2014.
10) Nishimura T, Hosoi H, Saito O, et al：Is Cartilage Conduction Classified Into Air or Bone Conduction? Laryngoscope, **124**：1214-1219, 2014.
11) 西村忠己，細井裕司，森本千裕ほか：軟骨伝導補聴器の適応聴力―2 cm^{3}カプラ，人工マストイドによる出力の評価―．小児耳，**41**：34-40, 2020.
12) Yazama H, Arii S, Kataoka H, et al：In vivo Measurement of Ear Ossicle and Bony Wall Vibration by Sound Stimulation of Cartilage Conduction. Audiol Res, **13**：495-505, 2023.
13) 杉内智子，西村忠己，細井裕司ほか：軟骨伝導補聴器市販化後調査 フィッティング症例の内訳と購入率．Audiol Jpn, **63**：396, 2020.
14) Nishimura T, Hosoi H, Saito O, et al：Cartilage Conduction Hearing Aids for Severe Conduction Hearing Loss. Otol Neurotol, **39**：65-72, 2018.
15) Sakamoto Y, Shimada A, Nakano S, et al：Effect of FM system fitted into the normal hearing ear or cartilage conduction hearing aid fitted into the affected ear on speech-in-noise recognition in Japanese children with unilateral congenital aural atresia. J Med Invest, **67**：131-138, 2020.
Summary 一側性先天性外耳道閉鎖症児において，健聴耳にFMシステムを装着または閉鎖耳に軟骨伝導補聴器を装着した場合，騒音下での音声認識能力が有意に改善した．
16) 戸田行雄，中島久美，竹山 勇ほか：先天性外耳道閉鎖症例の統計的観察．日耳鼻会報，**89**(3)：302-308, 1986.
Summary 先天性外耳道閉鎖症例51耳の統計．平均気導聴力は周波数にかかわりなくほぼ同様だが，平均骨導聴力は高音部のほうが不良．
17) 矢間敬章，渡部 佑，藤原和典：小耳症に対する軟骨伝導補聴器安定装用のための義耳利用．耳鼻と臨，**68**(1)：32-37, 2022.
Summary 義耳を利用してフィッティングを行っても有効な補聴効果が得られ，脱落頻度は低下し，機械的損傷の危険性も低減できるため，安定装用に有用．

MB ENT, 294：48-51, 2024

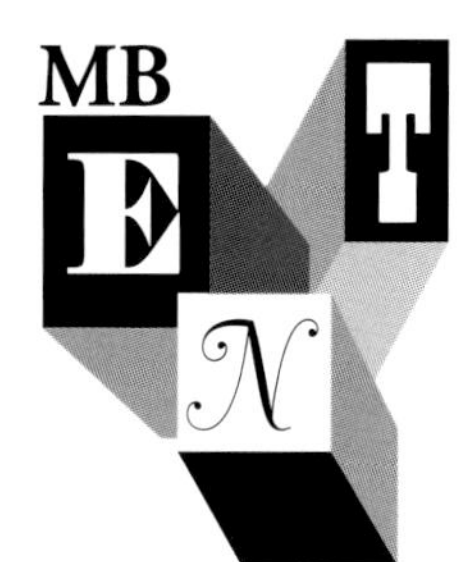

◆特集・軟骨伝導聴覚―耳鼻咽喉科医に必要な知識―

小耳症と軟骨伝導補聴器

高野賢一*

Abstract 小耳症は耳介の一部あるいは大部分が欠損する先天性疾患で，主として形成外科的に耳介再建術が行われているが，聴力評価や真珠腫性中耳炎の早期発見をはじめ，耳鼻咽喉科医の果たす役割は大きい．聴覚補償については，本邦にて開発された軟骨伝導補聴器が小耳症患者の福音となっている．小耳症に対する軟骨伝導補聴器のフィッティングにおいて，重要なのは真珠腫形成を見逃さないこと，振動端子をいかに圧着させ効率よく振動が伝わるようにすること，補聴器本体が安定して耳介もしくは皮膚に保持できるようにすることである．複数の補聴機器に加えて，伝音再建手術による聴力改善の可能性も考慮しつつ，患者にもっとも有益となる選択をしていく必要がある．同時に耳介再建を行う形成外科医との連携も不可欠である．

Key words 先天性(congenital)，小耳症(microtia)，外耳道閉鎖症(aural atresia)，難聴(hearing loss)，補聴器(hearing aid)

はじめに

小耳症は先天的に耳介が小さく，耳介の一部あるいは大部分が欠損した状態である．本邦の発生頻度は6,000～10,000人に1人とされているが，実際にはもう少し多い[1]．男児の右耳介に多く90％が片側性で，一部の家族発生を除き基本的に遺伝性は認められない．出生直後に外表より確認できる形態異常であり，産科医によって発見される．以前は初めに耳鼻咽喉科に紹介を受けるケースが多かったが，近年は形成外科に紹介されることが多くなった．しかしながら，聴力の継続的評価や真珠腫性中耳炎の早期発見，外耳道形成術，伝音再建の適応など耳鼻咽喉科医が把握，対応すべき事項の重要性は変わらない．特に聴覚補償については，本邦にて開発された軟骨伝導補聴器[2]が小耳症患者の福音となっている．本稿では外耳道閉鎖症を含む小耳症患者における軟骨伝導補聴器の実際について概説する．

小耳症例に対する軟骨伝導補聴器

耳介は9歳頃までは発育するため，耳介形成術はそれより以降に主として形成外科的に行われているが，聴力については耳鼻咽喉科の介入が望ましく，特に両耳の場合は早期の評価と介入が必要となる．小耳症は外耳道閉鎖・狭窄症を高率に合併する[3]ことから，特に外耳道狭窄を伴う症例では外耳道真珠腫形成に留意する必要がある．耳介再建後に真珠腫形成が見つかり，感染により再建された耳介に影響が及ぶ症例も散見される．その他の合併症として，中耳形態異常，伝音および混合難聴，顔面神経麻痺，鼓索神経麻痺，真珠腫性中耳炎，顎変形症，その他奇形(心奇形，四肢欠損，腎奇形)が挙げられる．先天性小耳症例191耳の検討から，8％の患者に顔面神経麻痺を，10％の患者に鼓索神経麻痺を認めている[4]．

小耳症の分類にはいくつか知られているが，遺残している耳介形態の程度により，耳垂型(lobule

* Takano Kenichi，〒060-8556 北海道札幌市中央区南1条西17丁目　札幌医科大学耳鼻咽喉科・頭頸部外科学講座，教授

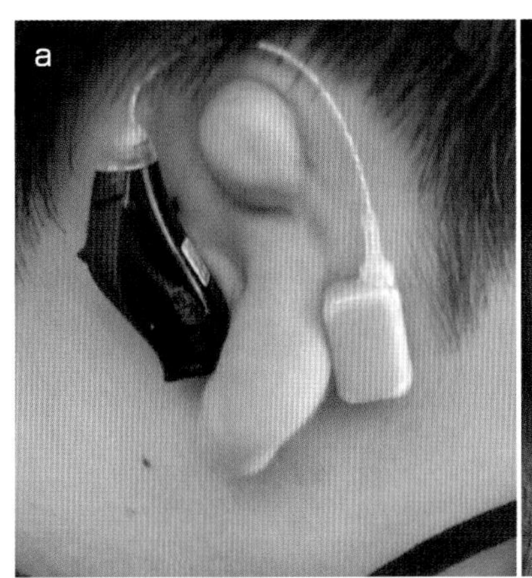

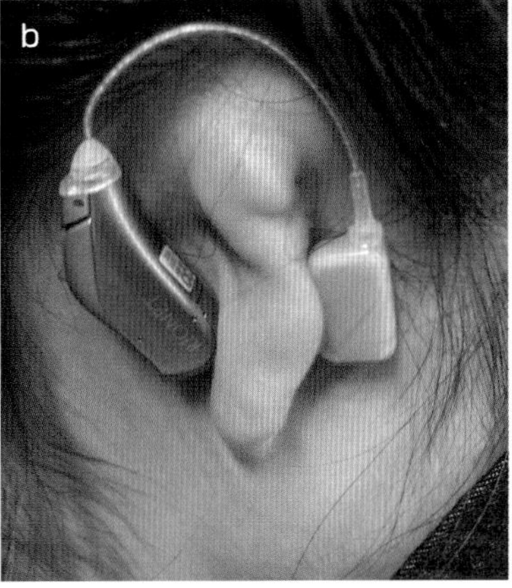

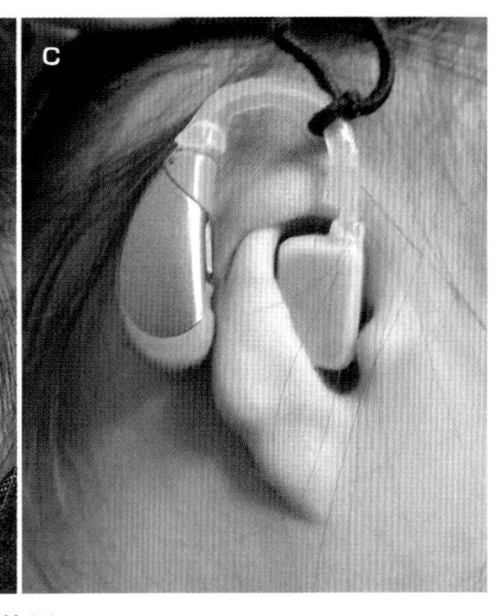

図 1. 小耳症例における軟骨伝導補聴器の装用
a が耳垂型，b が小耳甲介型，c が耳甲介型となり，耳垂型と小耳甲介型は振動子をカツラ用両面テープにて皮膚に固定している

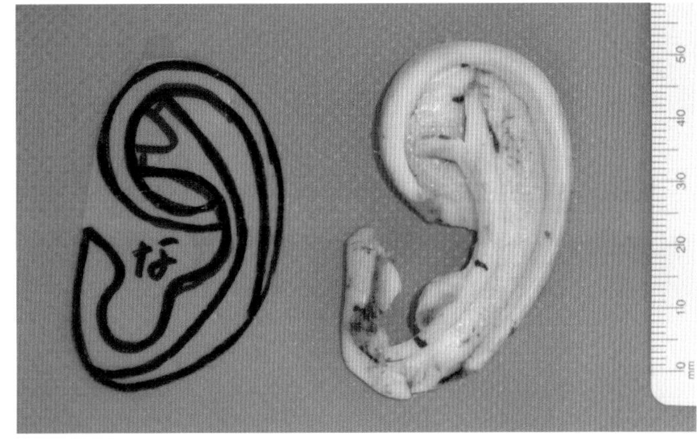

図 2.
自家軟骨フレームを用いた耳介形成
11 番メスや彫刻刀にて採取した肋軟骨を細工し，ワイヤーなどを用いて組み立てている

type)，小耳甲介型(small concha type)，耳甲介型(concha type)に分類されることが多い[1)5)]．耳垂型は耳垂のみが残存するタイプで頻度がもっとも高い．次いで，耳介上半分が欠損し耳甲介が残存する耳甲介型が多く，両者の中間が小耳甲介型となる(図 1)．それ以外には Marx's 分類が有名かつ簡便である．耳介形態異常の程度と聴力をみると，Grade が高いほど気骨導差は大きくなる[6)]．

小耳症例の補聴器装用においては，耳介形成不全に加えて外耳道狭窄・閉鎖を伴うことも少なくないため，気導式補聴器は装用が難しい場合が多い．両耳の小耳症例ではヘッドバンド型の骨導補聴器となることが多く，年齢によっては患者自身の抵抗があることも少なくないが，近年では軟骨伝導補聴器や貼付型骨導補聴器が販売されており，小耳症患者にも選択肢が増えている．特に，リオン社製の軟骨伝導補聴器(図 1)は，小型かつ軽量で目立たないことから骨導補聴器に比べ装用しやすく，外耳道閉鎖例でも粘着テープで貼付することで装用可能で，小耳症患者にとって有用な選択肢の一つとなっている[7)]．また，音質がよい点も利点である．一方で，耳介形成術後だとイヤチップを作成しても，適した型がうまく作れずにハウリングすることがあり，複数回の型取りを要することがある．また，細いワイヤー部分が故障しやすく，修理コストの問題などが短所として挙げられる[8)]．したがって，小耳症に限らず我々は概ね 3 歳以上からがよい適応になると考えている．当院形成外科では，肋軟骨移植による耳介再建を行っているが，初回手術時に遺残耳垂位置の移動，遺残軟骨切除，耳介形成予定位置における皮膚剝離を行い，作成した軟骨フレーム(図 2)を皮下ポケットに挿入する．その半年後に耳介挙上術を行っている．軟骨フレーム作成時には，軟骨

表 1. 軟骨伝導補聴器のフィッティングの流れ

ステップ	作業	小耳症における要点	担当		
			医師	ST	技能士
① 耳の評価・検査・補聴器の適応決定	耳介・外耳道の評価	真珠腫形成の有無を確認する.	○		
	純音聴力検査		○	○	
	語音聴力検査		○	○	
	画像診断(CT など)	真珠腫形成の有無を確認する.	○		
	試聴器による補聴効果の確認			○	○
	補聴器の適応決定と機種選定		○		
② 仕様決定・写真撮影・耳型採取	仕様決定, 写真撮影	振動子ゲージキットを使用する. 振動端子の圧着に留意し, 効率的に振動が伝わるようにする.		○	○
	耳型採取		○		
③ 補聴器の注文・納品					○
④ 装用状態の確認	補聴器本体の装用状態の確認	補聴器を安定して保持できるようにする		○	○
	振動子ユニットの装用状態の確認			○	○
⑤ 利得・出力などの調整	リオネットセレクタ NEO を使用			○	○
⑥ 補聴効果の確認・補聴器の適合判定	補聴器適合判定のための検査(測定)(音場での補聴器装用閾値検査など)			○	○
	補聴器の適合判定		○		

伝導補聴器の振動子ができるだけフィットするよう形成外科医に意識してもらっている.

フィッティングの実際

小耳症における軟骨伝導補聴器のフィッティグの流れを表 1 に示す. まずは耳の形態的機能的評価を行い, 軟骨伝導補聴器を含めた補聴機器の適応を検討していく. 耳鼻咽喉科医により, 視診や CT などによる外耳・中耳の形態異常評価, 純音聴力検査, 語音聴力検査などを行うが, 小耳症においてもっとも注意しなければならないのは真珠腫形成の有無である. 特に外耳道狭窄症例では, 深部に真珠腫が形成されていると思って診察するのがよい. 軟骨伝導補聴器の適応があると判断されたら, 次に仕様決定と耳型採取を行う(図 3, 4). 振動子ゲージキットにより, 主として ST, 技能士によってなされるが,「振動端子をいかに圧着させ, 効率よく振動が伝わるようにするか」が重要なポイントである. 小耳症例では振動子がわずかにずれるだけで, 振動伝搬が大きく変わることがある. そして, 補聴器本体が安定して耳介もしくは周囲皮膚に安定して保持できることも重要となってくる. 貼付にはカツラ用両面テープを使用することが多いが, 医療用テープを上から補強するように貼り付けたり, マスクのゴムやメガネのツルで補聴器の上から固定する方もいる.

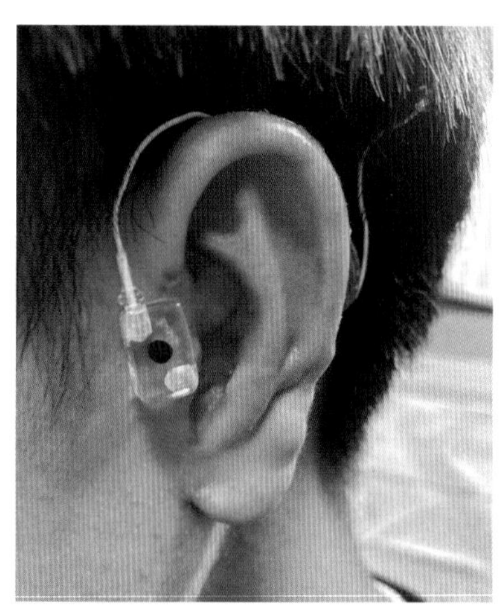

図 3. 耳介再建後の仕様決定
振動子ゲージキットを使用し, 振動端子の安定した圧着に留意する

現在, 小耳症によい適応となる補聴機器は複数の選択肢があり, 軟骨伝導補聴器がすべての小耳症例に適合するわけではないものの, 多くの小耳症患者にとっての福音となっていることは確かである. 伝音再建手術を含めた複数の選択肢から, 聴力レベルや耳介形態, 片耳か両耳か, 本人のニーズなど総合的に勘案して方針決定には, 耳鼻咽喉科医の専門性が発揮されるところである.

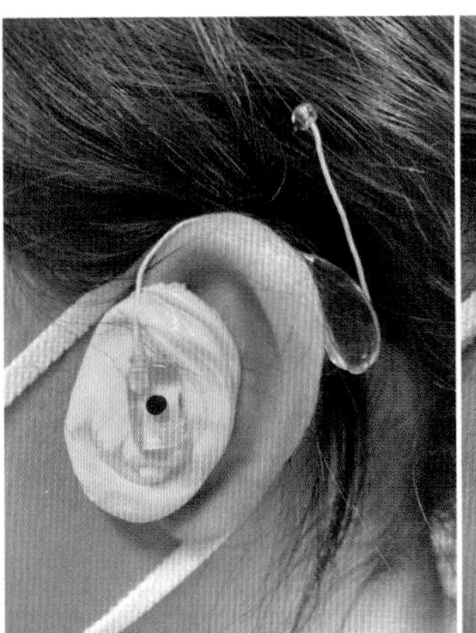 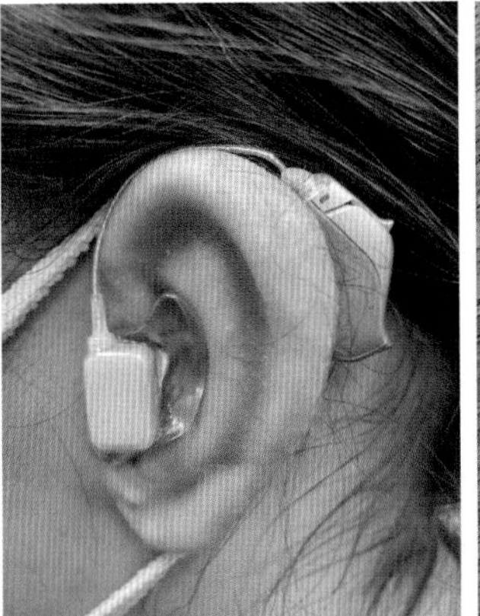 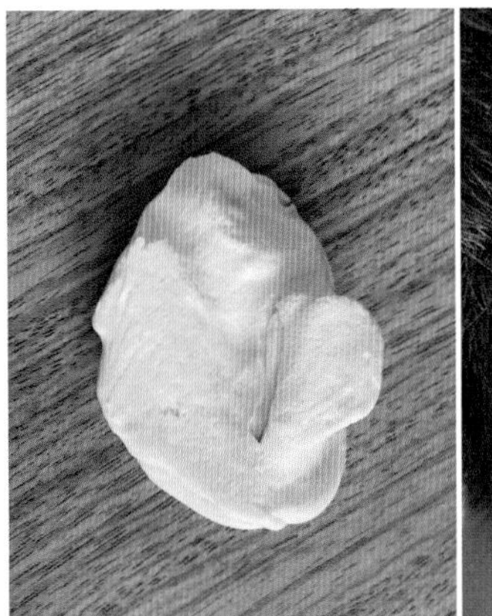 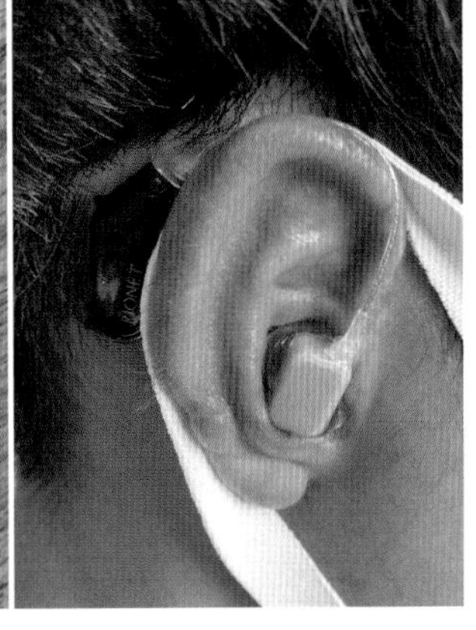

図 4. 耳介再建後の耳型採取
再建された耳甲介腔にフィットさせる

おわりに

小耳症例に対する聴覚補償を進めるにあたり，我々耳鼻咽喉科医の果たす役割は大きい．複数の補聴機器に加えて，伝音再建手術による聴力改善の可能性も考慮しつつ，患者にもっとも有益となる選択をしていく必要があると同時に，耳介再建との兼ね合いもあるため形成外科医との連携も不可欠である．

文　献

1）北田文華，四ッ柳高敏：小耳症．形成外科，**62**：S110, 2019.

2）西村忠己：軟骨伝導の発見から日本発の新しい補聴器の実用化へ．日耳鼻会報，**125**：127-132, 2022.

3）小笠原徳子，高野賢一，阿部亜由美ほか：当科における先天性小耳症例の検討．小児耳，**34**：360-365, 2013.

4）Takano K, Takahashi N, Ogasawara N, et al：Chorda tympani nerve dysfunction associated with congenital microtia. Acta Otolaryngol, **137**：686-689, 2017.

5）Nagata S：A new method of reconstruction of the auricule for microtia. Plast Reconstr Surg, **92**：187-201, 1993.

6）Takano K：Hearing Loss in Congenital Microtia：47-54, In Stavros Hatzopoulos editor. An Excursus into Hearing Loss. London：In InTech Open Limited, 2018.

7）Kakuki T, Miyata R, Yoshida Y, et al：The Effects of Utilizing Cartilage Conduction Hearing Aids among Patients with Conductive Hearing Loss. Audiol Res, **13**：408-417, 2023.
Summary　小耳症を含む両側および片耳伝音難聴43例を対象に，軟骨伝導補聴器の効果と購入に至った要因を検討し，両側例では雑音下聴取の改善が患者の満足度向上になることを述べている．

8）高野賢一：外耳・中耳形態異常の臨床．耳鼻臨床，**112**：565-571, 2019.

MB ENT, 294：52-58, 2024

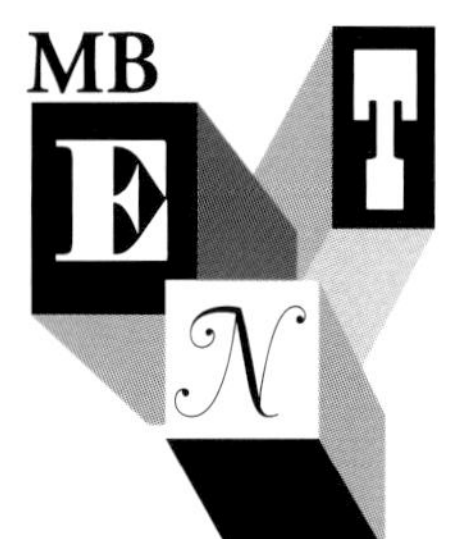

◆特集・軟骨伝導聴覚―耳鼻咽喉科医に必要な知識―

後天性外耳道閉鎖症に対するフィッティング

小宗徳孝[*1]　東野好恵[*2]

Abstract　後天性外耳道閉鎖症とは，その発生原因から，① 炎症性，② 外傷性，③ 術後性，④ 腫瘍性の 4 つに分類される．後天性外耳道閉鎖症に対しては，難聴の程度により，適切な聴覚補償を行っていく必要がある．外耳道形成および鼓室形成術による聴力改善が困難である場合は，補聴器や人工聴覚器の中から選択する必要がある．現在，伝音もしくは混合性難聴に対しては，従来の骨導補聴器に加えて，軟骨伝導補聴器，接着型骨導補聴器，受動型骨導インプラント(Baha®)，能動型骨導インプラント(BONEBRIDGE®)，人工中耳(VIBRANT SOUNDBRIDGE®)，などといった幅広い選択肢から適切な聴覚補償の方法を選択していく必要がある．側頭骨手術後の後天性外耳道閉鎖症に対しては，術側の骨導閾値が保たれる症例に関しては，軟骨伝導補聴器も一つの有力な聴覚補償の選択肢として検討できる．

Key words　側頭骨手術(temporal bone surgery)，耳科手術(ear surgery)，後天性外耳道閉鎖症(acquired atresia of the external auditory canal)，軟骨伝導補聴器(cartilage conduction hearing aids)，聴覚補償(hearing compensation)

はじめに

後天性外耳道閉鎖症とは，その発生原因から，① 炎症性，② 外傷性，③ 術後性，④ 腫瘍性の 4 つに分類される[1]．炎症性後天性外耳道閉鎖症は，medial meatal fibrosis が有名である．外耳道の慢性炎症の結果，肥厚性瘢痕を引き起こし外耳道が閉鎖することがある．外傷性後天性外耳道閉鎖症の原因としては交通外傷によるものが圧倒的に多いとされる．腫瘍性以外の後天性外耳道閉鎖症は，ほとんどが瘢痕や肉芽による線維性閉鎖であり，好発部位としては，外耳道入口部もしくは軟骨部外耳道といわれている[2]．術後性後天性外耳道閉鎖症では，外耳道は温存したにもかかわらず，術後に狭窄をきたしてしまう場合と，意図的に外耳道を閉鎖する場合が考えられる．意図的に外耳道を閉鎖する症例で，内耳機能が保たれている場合は，伝音もしくは混合性難聴をきたすことになる．腫瘍性後天性外耳道閉鎖症の原因疾患は，良性腫瘍から悪性腫瘍まで様々である．外骨症，骨腫，線維性骨異形成症などの良性疾患から，扁平上皮癌や腺様嚢胞癌などの悪性腫瘍まで含まれる．

現在，伝音もしくは混合性難聴に対する聴覚補償の選択肢として，従来の骨導補聴器に加えて，軟骨伝導補聴器，接着型骨導補聴器，受動型骨導インプラント(Baha®)，能動型骨導インプラント(BONEBRIDGE®)，人工中耳(VIBRANT SOUNDBRIDGE®)，が挙げられるが，これらの幅広い選択肢から適切な方法を選択していく必要がある．本稿では，側頭骨腫瘍摘出術時に意図的に外耳道を閉鎖した症例を例に挙げ，術後性後天性外耳道閉鎖性に対する軟骨伝導補聴器での聴覚補償について概説する．

*1 Komune Noritaka，〒812-8582 福岡県福岡市東区馬出 3-1-1　九州大学大学院医学研究院耳鼻咽喉科学教室，講師
*2 Higashino Yoshie，同，言語聴覚士

側頭骨手術後の後天性外耳道閉鎖

側頭骨腫瘍に対する手術は，組織型や腫瘍の進展範囲から，聴力温存が可能な症例と不可能な症例がある．良性腫瘍は，聴力温存が可能な症例が多いが，悪性腫瘍は，内耳機能を犠牲にせざるを得ないことがある．側頭骨悪性腫瘍は，非常に稀ではあるが，その中でも外耳道から発生する外耳道癌の頻度が高い．組織型は，扁平上皮癌がもっとも多く，次に腺様嚢胞癌，基底細胞癌などが続く．基本術式としては，大きく分けて，外側側頭骨切除術と側頭骨亜全摘術がある．外側側頭骨切除術は，基本的には内耳機能は温存されるが外耳道は閉鎖することが多いため，術後の伝音難聴もしくは混合性難聴をきたす場合が多い．一方，側頭骨亜全摘術は内耳骨包を横切る，もしくは切除側に含める形で切除を行うため，術後は必ず聾となる．

側頭骨腫瘍切除の際に内耳機能は温存できても外耳道および中耳の伝音系を温存できない，もしくは伝音系の再建を行わない場合は，切除腔を脂肪組織，筋膜周囲疎性結合組織(perifascial areolar tissue：PAT)や遊離筋皮弁にて充填して，外耳道は閉鎖または浅在鼓膜とすることが多い．側頭骨切除後症例などの術後性後天性外耳道閉鎖症に対しは，内耳機能が温存できている場合は，術後の聴覚補償を適切に行うことで，患者の生活の質(QOL)の改善を期待することができる．

外耳道閉鎖に対する軟骨伝導補聴器の効果

2004年に細井は，これまでの音の伝導様式である気導様式と骨導様式とは異なる新しい伝導様式である，軟骨伝導様式を発見した[3]．この軟骨伝導を利用した補聴器は，軟骨伝導補聴器と呼ばれ[4)5)]，臨床試験を経て[6)]，2017年に市販化された．

軟骨伝導様式の音の伝わり方は，理論的には，① 直接気導経路，② 軟骨気導経路，③ 軟骨骨導経路の3経路が考えられている．これまでの研究から，軟骨気導経路が重要な役割を果たしていると明らかになっている[7)〜10)]．軟骨気導経路が論理的に存在しない外耳道閉鎖症においては，軟骨伝導補聴器によって，30〜40 dB程度の利得が得られ，既存の補聴器と遜色ないとの報告もある[6)]．先天性外耳道閉鎖には，骨性に外耳道が閉鎖している症例と，非骨性に閉鎖している症例が存在し，非骨性の閉鎖例では，振動が骨を介さず内耳に伝わる症例が存在し，閉鎖している組織と耳小骨が連結していると軟組織を介して直接耳小骨に効率よく振動が伝わることができると報告されている[11)]．この経路は，既存の3つの経路に加えて，軟組織経路といわれている[4)]．

西村らは，人工マストイドで検討した結果，外耳道が骨性に閉鎖している症例では，骨導閾値が上昇していない限り軟骨伝導補聴器で対応でき，骨導閾値が上昇している症例においても，骨導閾値が20〜40 dB程度までは軟骨伝導補聴器で対応できると推測している．非骨性閉鎖であれば，より高度な難聴にも対応可能としている[12)13)]．

軟骨伝導補聴器を用いた外耳道癌術後の聴覚補償

筆者は，外耳道癌に対しては積極的に手術介入を行ってきた(図1)．側頭骨扁平上皮癌に関しては，断端陰性切除のみが世界中で認められた唯一の標準治療といっても過言ではないのが現状である．断端陰性切除が可能な症例は，早期でも進行癌でも長期予後が非常によいことが報告されている．特に，術前後の放射線治療を必要としない断端陰性切除の場合，内耳機能は術前同様に保たれることが多い．そのため，患者のQOLを考慮すると，術後の聴覚補償の重要性は無視することはできない．

現在，側頭骨腫瘍切除後の聴覚補償に関するコンセンサスの得られたガイドラインは存在しない．現に，外耳道癌治療におけるUK guidelineでは，“reconstruction”の項には，聴力温存のための再建術の記載はない．また，「Ipsilateral total or total conductive hearing deficit is an inevitable outcome of TB resection.」「Total conductive

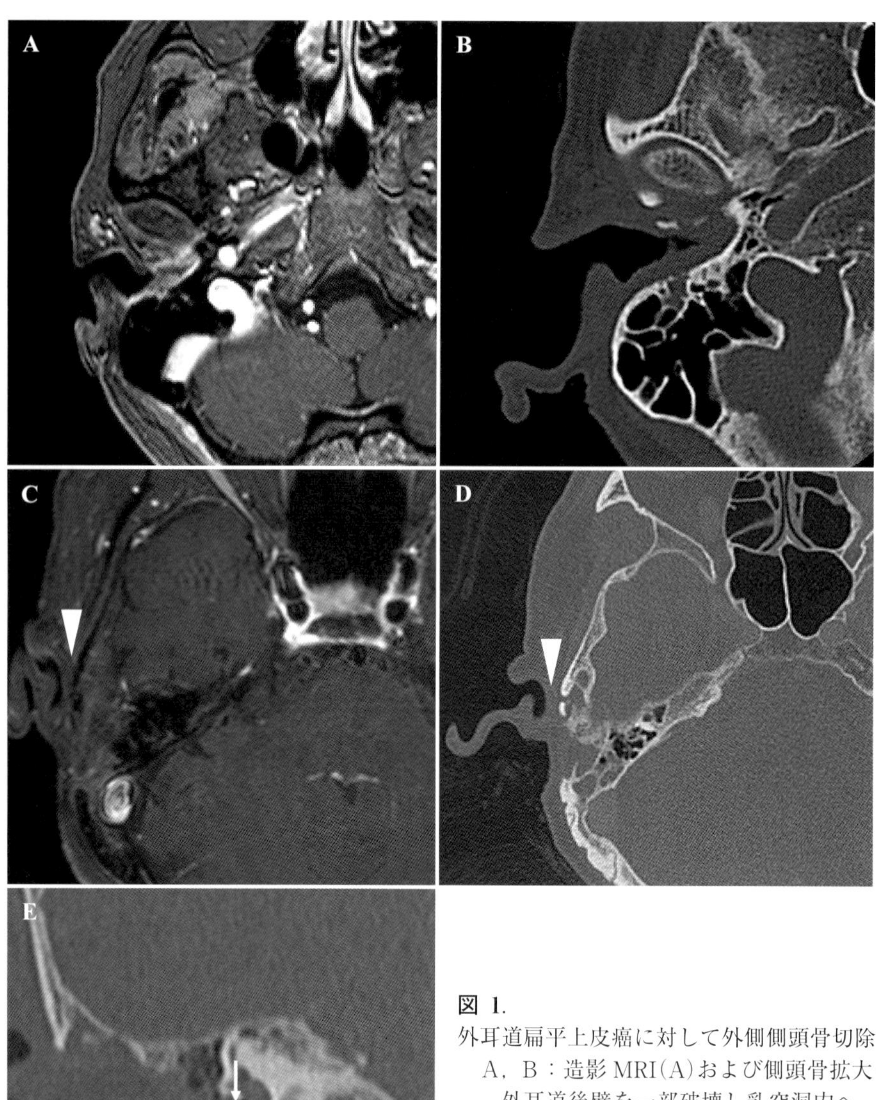

図 1.
外耳道扁平上皮癌に対して外側側頭骨切除を行った症例
A，B：造影 MRI(A)および側頭骨拡大 CT(B)．右外耳道から，外耳道後壁を一部破壊し乳突洞内へ，また顎関節窩方向へ進展する腫瘍性病変を認める
C～E：術後 MRI(C)および CT(D，E)．術後画像では，耳介軟骨と側頭骨の間に軟部組織がほとんど介在していない(矢尻)ことがわかる．また，CT の前額断では，アブミ骨頭(矢印)と筋皮弁の間には間隙があり接していないことがわかる(矢尻)

hearing loss can be rehabilitated through an osseointegrated bone anchored hearing aid (BAHA). Total hearing loss can be rehabilitated through either a BAHA or a bilateral contralateral routing of signals(BI-CORS)aid.」と記載されている[14]．しかし，近年いくつかのグループから，早期側頭骨悪性腫瘍術後に対する聴力温存の試みが報告されるようになってきた．Morita らは，早期側頭骨悪性腫瘍に対して，split-thickness skin graft(分割(層)皮膚移植)を用いた外耳道再建術を行った 8 例で良好な結果が得られたと報告している[15]．筆者も，側頭骨悪性腫瘍切除後の，術後性後天性外耳道閉鎖症に対しての聴覚補償は重要と考え，聴覚補償の方法を模索してきた．側頭骨腫瘍切除後の聴覚補償の選択肢としては，局所皮弁での外耳道形成および伝音再建，遊離筋皮弁での外耳道形成および伝音再建，骨導補聴器，骨導インプラント，人工中耳が選択肢とし

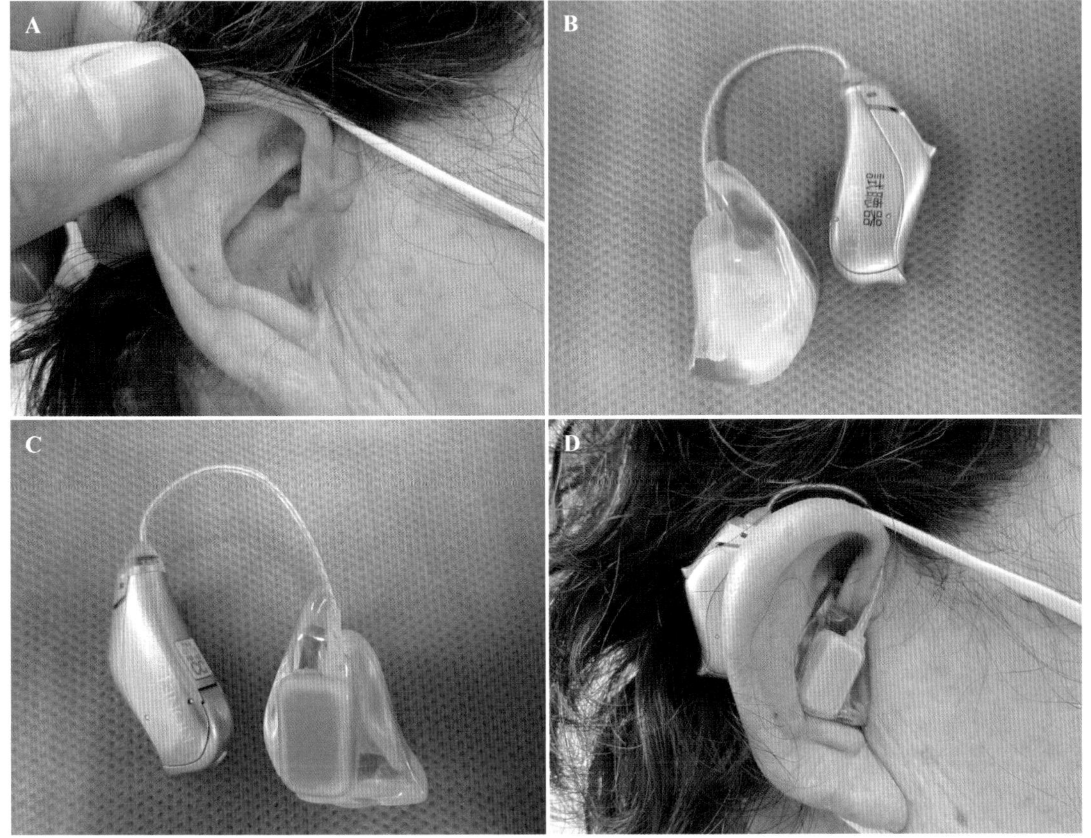

図 2. イヤーモールド内への振動し埋め込み
A：外側側頭骨切除後の外耳道入口部．外耳道は入口部で閉鎖されている
B，C：耳甲介と閉鎖した外耳道入口部の陥凹にあわせてイヤーモールドを作成し，その中に振動子を埋め込んでいる
D：実際の軟骨伝導補聴器の装用時の状態

て挙げられる．

遊離筋皮弁を用いた外耳道再建および伝音再建を行うためには，外耳道を再建するために比較的薄い遊離筋皮弁を用いて，形成した外耳道が開存し，さらに，形成鼓膜と耳小骨を接着しておく必要がある．筋皮弁を採取できる部位は前腕，鼠径部，大腿などから選択する．前腕皮弁は安定して薄い組織が採取できるが，露出部からの採取のため術後の整容が問題となる．鼠径皮弁も薄い組織を採取可能であるが，鼠径部の遊離筋皮弁では短い血管しか採取できないため，血管吻合を行う時の自由度が少ない．前外側大腿皮弁は上記の二部位に比較すると組織が厚いが，前腕に比べると露出が低い部位からの採取であること，鼠径部に比べると長い血管が採取できるため血管吻合の自由度が高い点が利点である．筆者の施設では，術前の説明を行い，患者が聴力温存手術を希望した場合は，創傷治癒遅延を防ぎ，術後の放射線照射による合併症を予防するために，基本的には血流のよい外側大腿筋皮弁による側頭骨外側欠損部の充填と，外耳道形成および鼓室形成術を行ってきた．前外側大腿皮弁を用いて再建鼓膜にあたる部分のみ皮下組織を除去して薄く作ることで形態的には比較的良好な術後結果を得てきた．しかし，筋皮弁のボリュームが患者ごとに異なること，仮に形態的に外耳道が形成できたとしても(形成外耳道には自浄作用がないため)外耳道内の定期清掃のために永久的に通院しないといけないこと，術後聴力成績が患者ごとにばらつきが大きいこと，などの問題点があった．そのため現在では，軟骨伝導補聴器による聴覚補償を優先的に実践している経緯がある．軟骨伝導補聴器は，小さく軽

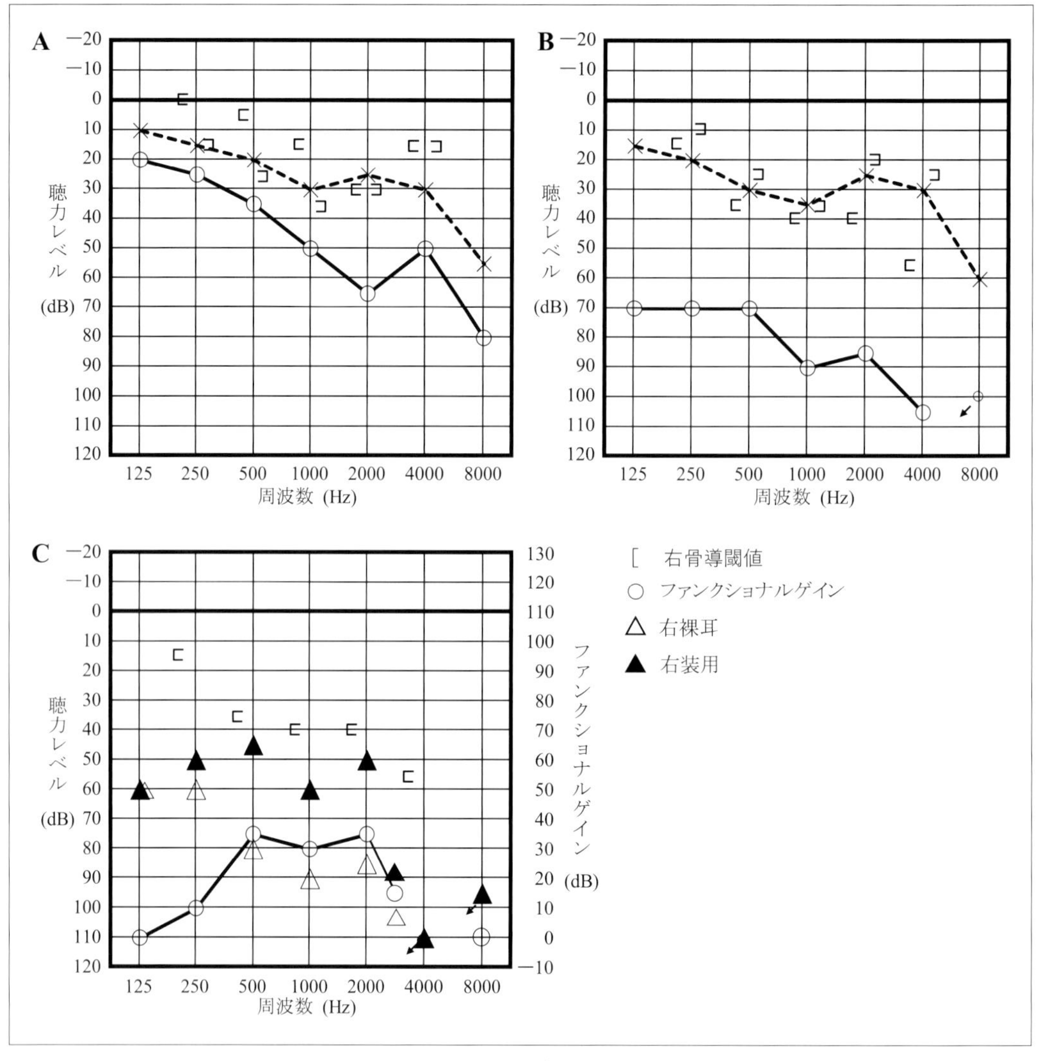

図 3. 聴力像

A：術前の聴力像
B：治療後の聴力像．高音域の骨導閾値の上昇がみられる
C：軟骨伝導補聴器装用時の聴力閾値とファンクショナルゲイン

く，皮膚への振動子の圧迫も少ない．そのため，軟骨伝導補聴器での聴覚補償が可能であれば，外来での定期的な耳処置が不要となり，術後の外耳道形成の結果に左右されることなく残存聴力の活用が可能となる．術中の工夫としては，耳介軟骨と側頭骨との連続性が離断されるような手術を行う場合は，耳介軟骨と側頭骨が接するように処置して，軟骨と骨の間に軟部組織が極力介在しない工夫をすることで，術後に軟骨伝導補聴器を有効に活用している[16]（図 1-C，D）．振動子に関しては，両面テープで耳輪脚周囲に貼り付けて使用するか，もしくはイヤーモールドを作成してイヤーモールド内へ振動子を埋め込んでいる（図 2）．

軟骨伝導補聴器を有効に使用するための工夫

我々は，以前，側頭骨切除後の伝音難聴に対して，軟骨伝導補聴器の有用性について報告した[16]．外側側頭骨切除後の軟骨伝導補聴器を用いた聴覚補償に関して，代表例を提示する（図 1）．症例は 71 歳，女性．20XX－1 年頃から右外耳道に瘙痒感があった．20XX 年 5 月に近医を受診したところ，右外耳道内の腫瘤性病変を指摘され（図 1-A，B），外耳道内腫瘍から生検すると，扁平上皮癌との診断であった．20XX 年 10 月に当科紹介受診の運びとなった．画像精査の結果，cT3N0M0，SCCとなり，20XX年11月に右外側側頭骨切除，耳下腺浅葉切除，顎関節包後方合併切除，頸部郭清術を施行した．外側大腿筋皮弁により再建を行い，外耳道は閉鎖した．術後病理組織検査では，断端陰性切除を達成できたが，術中に腫瘍露出の可能性を否定できなかったため，術後にCDDP（シスプラチン）併用放射線療法を追加した（CDDP 100 mg/m^2/kr 3kr，総線量60 Gy）．

本症例では，外側側頭骨切除後に，耳介軟骨を側頭骨にテンティングすることで，耳介軟骨と側頭骨の間に，軟部組織が極力挟まらないように工夫した（図1-C，D）．術中に充填する筋皮弁とアブミ骨は接するようにしていたが，術後に含気腔を形成し，アブミ骨頭と筋皮弁の間には間隙を認めていた（図1-E）．術後の耳介の形状に合わせてイヤーモールドを作成し，そのイヤーモールドに軟骨伝導補聴器の振動子を埋め込むことで，軟骨伝導補聴器の装用感を向上させた（図2-A～D）．治療前の聴力像を図3-Aに示す．治療後の聴力像（図3-B）では，4000 Hzおよび8000 Hzの骨導閾値の上昇を認め，外側側頭骨切除時の骨削開，もしくは術後のCDDP投与および放射線照射の影響と考えられた．しかし，1000 Hzと2000 Hzでは，装用時のファンクショナルゲインはそれぞれ30 dBと35 dBであり，装用時の患者満足度も非常に高かった（図3-C）．本症例では，閉鎖している組織と耳小骨は連結していなかった．しかし，ファンクショナルゲインは比較的良好であった．軟骨伝導様式には，理論的には，① 直接気導経路，② 軟骨気導経路，③ 軟骨骨導経路の3経路に加え，④ 軟組織経路が報告されているが，本症例では，③ での補聴効果を用いている可能性が考えられる．術中にアブミ骨頭と軟部組織が接することが永続的にできるような工夫ができれば，より伝音効率が上がった可能性があると考える．

最後に

後天性外耳道閉鎖症は，軟骨伝導補聴器という選択が可能となったことで，術後の聴覚補償の選択肢が広がった．側頭骨手術後の一側性伝音難聴もしくは混合難聴の聴覚補償に対しては，健側の聴力が保たれている場合は，本邦では，人工中耳や骨導インプラントは保険適用外である．軟骨伝導補聴器は，術後性後天性外耳道閉鎖に対する有効な聴覚補償の選択肢の一つであり，軟骨伝導補聴器を術後の聴覚補償で用いる場合は，術後の軟骨伝導補聴器活用を見据えた手術方法を行う必要がある．

文　献

1）木下　淳，坂本幸士：後天性外耳道閉鎖症・狭窄症．MB ENT, **159**：31-37, 2013.

2）原　由起代，稲葉順子，東野哲也ほか：後天性外耳道閉鎖症例．耳鼻と臨, **40**(4)：543-547, 1994.

3）細井裕司：受話器．特開2005-348193, 2004.

4）Nishimura T, Hosoi H, Saito O, et al：Benefit of a new hearing device utilizing cartilage conduction. Auris Nasus Larynx, **40**(5)：440-446, 2013.

5）Hosoi H, Yanai S, Nishimura T, et al：Development of cartilage conduction hearing aid. Arch Mat Sci Eng, **42**：104-110, 2010.

6）Nishimura T, Hosoi H, Saito O, et al：Cartilage Conduction Hearing Aids for Severe Conduction Hearing Loss. Otol Neurotol, **39**(1)：65-72, 2018.

7）西村忠己，細井裕司：軟骨伝導の原理と臨床応用　軟骨伝導補聴器．耳喉頭頸, **91**(3)：234-245, 2019.

8）Nishimura T, Hosoi H, Saito O, et al：Cartilage conduction is characterized by vibrations of the cartilaginous portion of the ear canal. PloS One, **10**(3)：e0120135, 2015.

9）Nishimura T, Hosoi H, Saito O, et al：Is cartilage conduction classified into air or bone conduction? Laryngoscope, **124**(5)：1214-1219, 2014.

10）Hosoi H, Nishimura T, Shimokura R, et al：Cartilage conduction as the third pathway for sound transmission. Auris Nasus Larynx, **46**(2)：151-159, 2019.

11）Morimoto C, Nishimura T, Hosoi H, et al：

Sound transmission by cartilage conduction in ear with fibrotic aural atresia. J Rehabili Res Dev, **51**(2)：325-332, 2014.

12）西村忠己，細井裕司，森本千裕ほか：軟骨伝導補聴器の適応聴力—2 cm^{3}カプラ，人工マストイドによる出力の評価—．小児耳, **41**：34-40, 2020.

13）西村忠己：軟骨伝導補聴器—その特徴と国内での普及状況および海外展開について—．日耳鼻会報, **124**：742-747, 2021.

Summary 軟骨伝導補聴器の原理と適応が記載されており，現在の普及状況と今後の展開について解説されている．

14）Homer JJ, Lesser T, Moffat D, et al：Management of lateral skull base cancer：United Kingdom National Multidisciplinary Guidelines. J Laryngol Otol, **130**(S2)：S119-S124, 2016.

15）Morita S, Nakamaru Y, Homma A, et al：Hearing preservation after lateral temporal bone resection for early-stage external auditory canal carcinoma. Audiol Neurootol, **19**(6)：351-357, 2014.

16）Komune N, Higashino Y, Ishikawa K, et al：Management of Residual Hearing with Cartilage Conduction Hearing Aid after Lateral Temporal Bone Resection：Our Institutional Experience. Audiol Res, **11**(2)：263-274, 2021.

MB ENT, 294：59-63, 2024

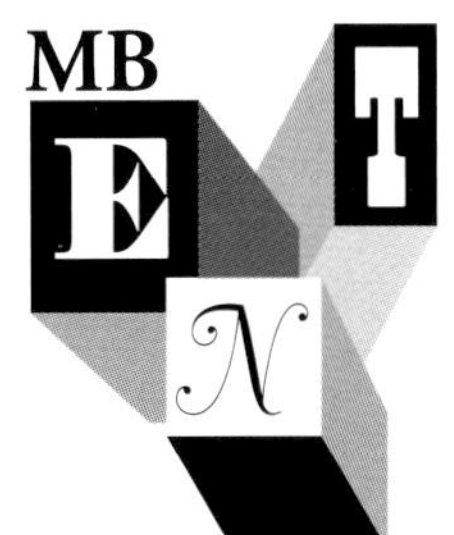

◆特集・軟骨伝導聴覚―耳鼻咽喉科医に必要な知識―

一側性難聴耳に対するフィッティング

小森正博[*1]　土居奈央[*2]

Abstract　一側性難聴者は，騒音下の会話が難しいことや方向感がわかりにくいこと，両耳加算効果が得られないことなどが知られている．さらに，言語の獲得が遅れる可能性や学業に影響する可能性が示唆される．軟骨伝導補聴器は，気導補聴器にて利得を得ることができない例や閉塞感や耳漏などのために気導補聴器を装用できない例において，難聴耳から少しでも聞けるようになるための一助となる．骨導聴力を元に調整された本補聴器を，問題なく装用できた筆者に対して，騒音下の苦痛を訴え，フィッティングに時間を要した症例を紹介する．本例の如く意思を表示できる方は少ないと思われ，本例の詳細な経過を伝えることは意義があると考えた．音場聴力検査の数値に現れにくい患者の訴えに丁寧に対応したことが軟骨伝導補聴器を継続して使用することにつながったと思われた．

Key words　一側性難聴(unilateral hearing loss)，軟骨伝導補聴器(cartilage conduction hearing aid)，補聴器フィッティング(fitting of hearing aid)，外耳道閉鎖症(aural atresia)，患者の視点(patient perspective)

はじめに

日常生活における一側性難聴者の弊害が周知されつつある現状において，軟骨伝導補聴器は有益な補聴装具の一つになる．難聴者に共通していることであるが，一側性難聴者も騒音下の会話が難しいことや方向感がわかりにくいこと，両耳加算効果が得られないことなどが知られている[1)]．言語の獲得が遅れる可能性があること[2)3)]や，学業に影響すること[4)～6)]も報告される．また，一側性難聴者は，学業期においては，友人との会話に苦労しながらも，教師や保護者の支援によって切り抜けている[7)8)]が，社会人になった時に，会議や宴会にて座席位置など相手に配慮を依頼することができない環境におかれるため，本症の問題をより強く実感する[9)10)]．軟骨伝導補聴器は，気導補聴器にて利得を得ることができない例や閉塞感や耳漏などのために気導補聴器を装用できない例において，難聴耳から少しでも聞けるようになるための一助となる[11)]．

本稿では，一側性難聴者において，軟骨伝導補聴器の調整に時間を要した症例を紹介する．骨導聴力を元に調整された本補聴器を，問題なく装用できた筆者に対して，騒音下の苦痛を訴えた本例では，軟骨伝導補聴器の装着部位や補聴器の出力調整を頻回に行った．軟骨伝導補聴器においても気導補聴器[12)]同様に慎重にフィッティングする必要がある例があることや本補聴器の効果について述べる．

症　例

症例は，38 歳，男性．左外耳道閉鎖症ならびに小耳症にて 2 回手術を受けたが聴力は改善しなかった．当大学の研究職として就職したのを期に当科を初診された．外来にて定期的に左耳内を清掃していた 2 年後，認可された軟骨伝導補聴器を勧めた．純音聴力検査にて平均気導聴力 80 dB の

*1 Komori Masahiro，〒783-8505 高知県南国市岡豊町小蓮　高知大学医学部耳鼻咽喉科・頭頸部外科，講師
*2 Doi Nao，同大学リハビリテーション部，言語聴覚士

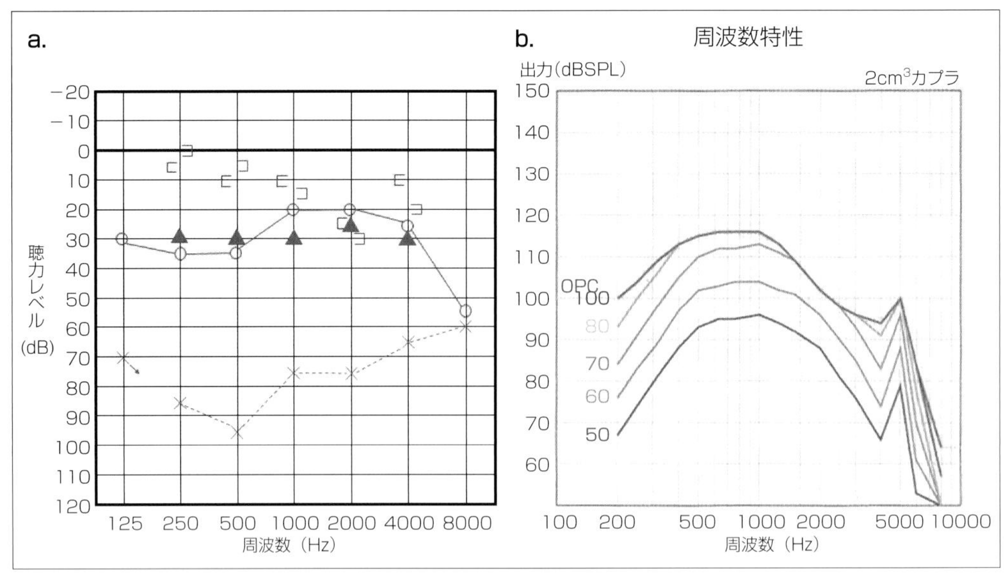

図 1. 初診時純音聴力検査と軟骨伝導補聴器の初期設定
a：純音ならびに音場純音聴力検査
b：軟骨伝導補聴器の設定
青三角：軟骨伝導補聴器装用時の左難聴耳

伝音性難聴に対して，定型どおりの出力特性に調整した軟骨伝導補聴器を装用すると本症の左耳の音場純音聴力は30 dB前後になった(図1)．また，パルスノイズサプレッサー(PNS)：中，ノイズリダクション(NR)：中，指向性：切に設定した．本例では，右耳が聞こえにくくなった感覚を，「スーパーマーケットなど環境音が大きい場において良聴耳の語音明瞭度が下がる」と訴えられた．また，振動子の装着部位によって聞こえが変わることも気にしていた．出力を下げるとともに，PNS：強，NR：強，指向性：適応2に設定し，患者自身において振動子の装着部位を変更することにした．以後，1〜2か月に1回，補聴器の調整を繰り返し，装用開始7か月後，聞こえ具合に物足りなさを感じるようになり，出力を少し上げた．しかしながら，再び環境音に対して不快感を訴えたので，補聴器の出力を段階的に下げた．そして，装用開始から10か月後，一部のスーパーマーケット内では補聴器を装用できるようになった．合わせて，音源の移動や左耳から聴取していることを実感できるようになったと言われた．音場純音ならびに音場語音聴力検査では，右の良聴耳にて聴取するよりも，左耳に軟骨伝導補聴器を装着して両耳で聴取したほうが，聞こえ具合がよいという結果を得た(図2)．また，自宅におけるテレビのボリュームも下がったようである．軟骨伝導補聴器の装用を始めて3年目，新機種の販売に合わせて買い替えた．出力特性は図3の如くで，PNS：強，NR：中(1)，指向性：切とした．新機種は旧機種よりも聞こえやすいと言われ，両耳による音場純音聴力検査の結果は変わらなかったが，左耳の軟骨伝導補聴器の出力を下げても両耳による音場語音聴取能は維持できていた．また，左耳のみの音場語音聴取能も2年前より改善していた．現在，金属音に対する不快感が残っているが，スマートフォンにて場面に応じて出力を変更しながら，軟骨伝導補聴器を継続して装用している．

一側性難聴者の軟骨伝導補聴器への期待

一側性難聴にて軟骨伝導補聴器の適応となる患者の大部分は出生時から難聴に悩まされている．その患者が休日に店舗にて購入できる気導補聴器ではなく，紹介状を持ち平日に学校や会社を休んで病院を受診する．すなわち，軟骨伝導補聴器が気導補聴器より高価であることを理解したうえで，年齢分の病悩期間をもって軟骨伝導補聴器に

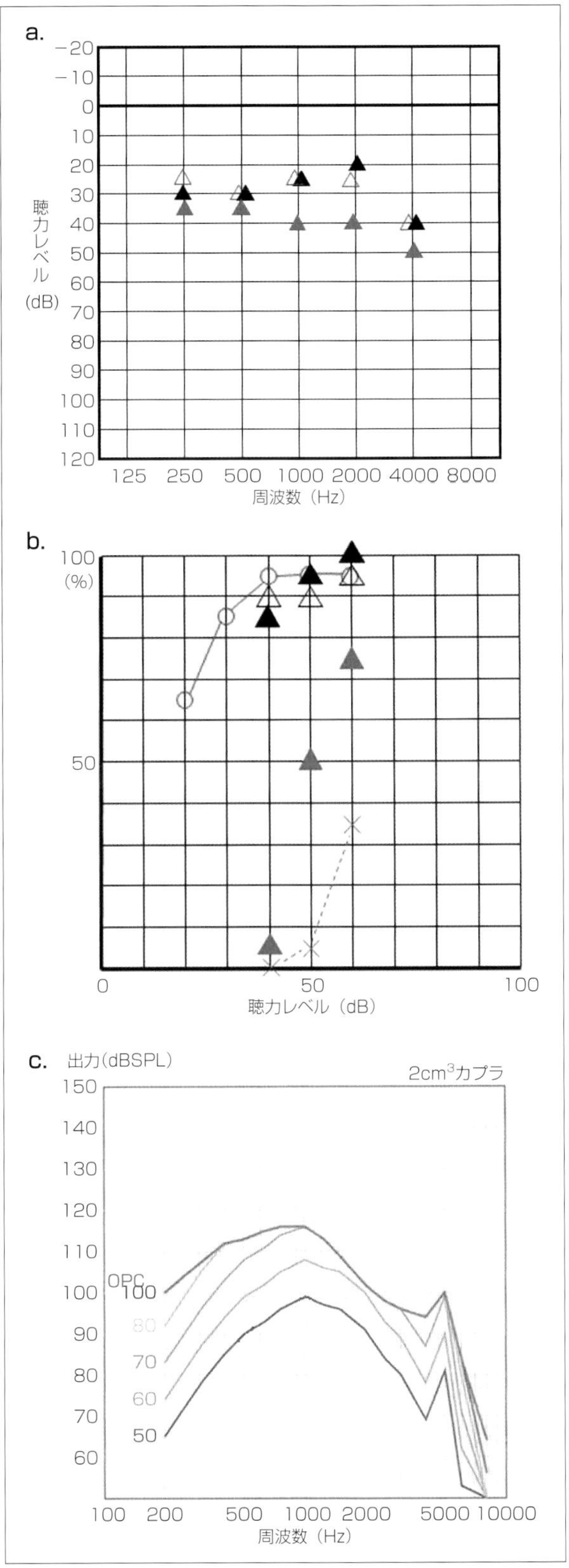

図 2．装用開始 10 か月目の聴力検査と軟骨伝導補聴器の設定

a ：音場純音聴力検査
b ：音場語音聴力検査
c ：軟骨伝導補聴器の設定

赤三角：右良聴耳，青三角：軟骨伝導補聴器装用時の左難聴耳，黒三角：軟骨伝導補聴器装用時の両耳，赤実線：右受話器，青点線：左受話器

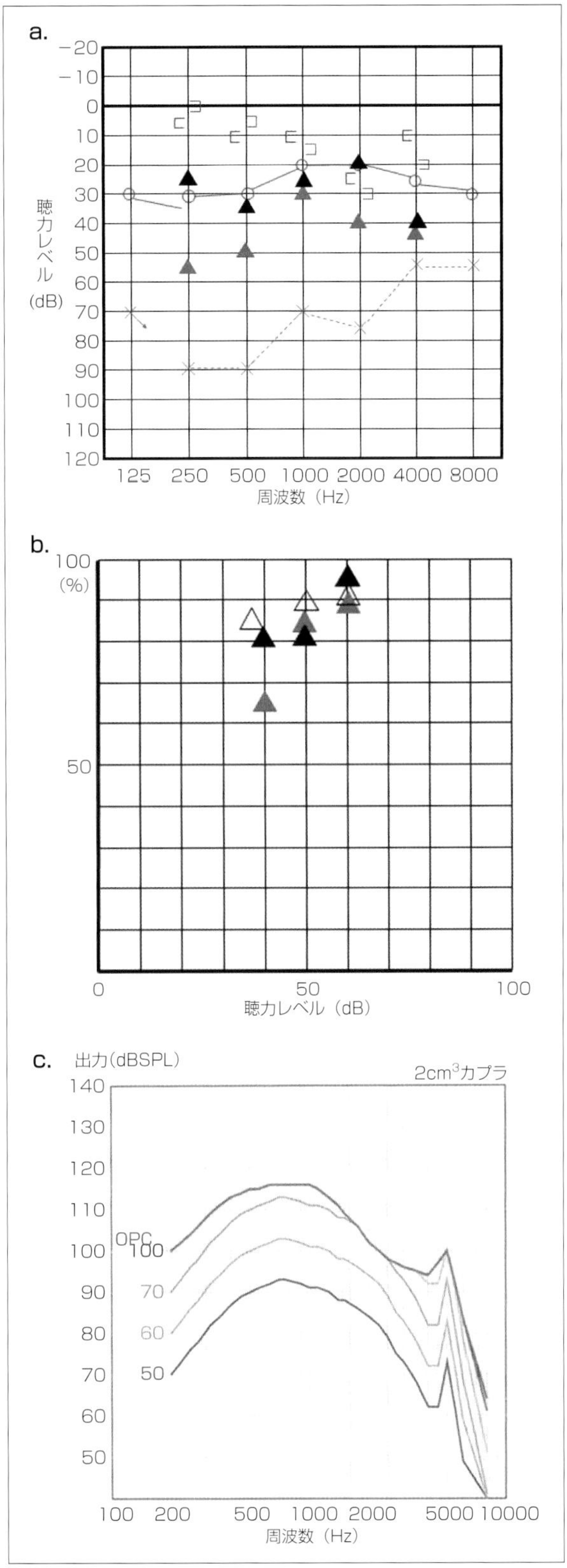

図 3．装用開始3年目新機種による聴力検査と軟骨伝導補聴器の設定

a ：純音と音場純音聴力検査
b ：音場語音聴力検査
c ：軟骨伝導補聴器の設定

青三角：軟骨伝導補聴器装用時の左難聴耳，黒三角：軟骨伝導補聴器装用時あるいは非装用時の両耳，赤実線：右受話器，青点線：左受話器

期待して受診している．また，本症の患児をもつ保護者は，本症のもつ生活や学業上の問題に対して敏感であると思われる．しかしながら，フィッティングの過程において，本例の如く意思を表示できる方は少ないと思われ，本例の詳細な経過を伝える意義があると考えた．

振動子の装着位置の最適化への説明

軟骨伝導補聴器のフィッティング法については，まだ決まったものはないとされるが，患者が初めて本補聴器を装着する時は，補聴器に対する印象を決める時であり，振動子の装着位置と初回の補聴器の出力への配慮や説明は大切である．耳介ならびに耳介周囲のどの部位に振動子を置くことがもっとも有効かは症例によって異なる[13)14)]．また，小耳症・外耳道閉鎖にはバリエーションがあり[15)]，どのような手術を受けたかということへの配慮も必要になる．故に，振動子の装着位置によって利得が大きく変化することから[14)]，振動子を当てる場所と振動子の形を慎重に決める必要がある．さらに，最適な装用位置を見つけるためには，患者の協力が不可欠であり，その位置に安定して装着できるようになるまでにある程度の時間が必要であると思われる．

久しぶりに音を聞く難聴耳への配慮

軟骨伝導補聴器のフィッティングにおいても，気導補聴器と同様に，長い間，音を聞いていない耳が久しぶりに音を聞くことに対する配慮を必要とする例があると考えられる．通常よりも弱めの出力から始める宇都宮方式[12)]が広まって6年余り，臨床現場では補聴器の購入率が上昇したことを実感している．さらに，一側性難聴者の難聴耳に気導補聴器をフィッティングする際にはより慎重であることが求められている．筆者も一側性難聴をもち，スーパーマーケットにおける環境音に対して補聴器をしているから仕方がないと考えていたが，本例の経過を知って少し出力を下げる設定を作り，2つの設定を状況に応じて使い分けた．その後，6か月くらい(本症例では7か月)で出力を下げた設定に物足りなさを感じるようになり，常に初期設定にて使用している．耳鼻咽喉科医である筆者でも説明がなければ考えなかったことであるが，久しぶりに音を聞く難聴耳に対する配慮は軟骨伝導補聴器においても必要であることを再認識させられた．

補聴効果について

軟骨伝導補聴器の伝導経路については不明確な点が残っている[16)]が，気導補聴器にて利得を得ることができない例や閉塞感や耳漏などのために気導補聴器を装用できない例において試みてよい補聴器と考える．一側性難聴者は，騒音下の会話が難しいことや方向感がわかりにくいこと，両耳加算効果が得られない[1)]が，日常生活では何とかなっているので諦めの中で生活している者も多い[17)]．故に，これら苦悩の改善を各形成手術や気導補聴器にて達成できなかった方が軟骨伝導補聴器や人工中耳，人工内耳を求めて受診していると考えられる．本例の如く，両耳による補聴効果を聴力検査から導き出すことは容易ではないかもしれない．しかしながら，本例や筆者を含め，日常生活において大きなメリットとして感じている患者はたくさんいると思われる．販売後調査において両側あるいは一側の外耳道閉鎖症患者の本補聴器の購入率が高いことからもこの補聴効果が高いことがわかる[11)]．

まとめ

一側性難聴者も騒音下の会話が難しいことや方向感がわかりにくいこと，両耳加算効果が得られないことなどが知られている．軟骨伝導補聴器は，気導補聴器にて利得を得ることができない例や閉塞感や耳漏などのために気導補聴器を装用できない例において，難聴耳から少しでも聞けるようになるための一助となる．患者の期待の高さに応えるために，症例に応じて慎重にフィッティングしていくことが求められると考えられた．

参考文献

1) Giolas TG, Wark DJ : Communication problems associated with unilateral hearing loss. J Speech Hear Disord, **32** : 336-343, 1967.
2) Kiese-Himmel C : Unilateral sensorineural hearing impairment in childhood : analysis of 31 consecutive cases. Int J Audiol, **41** : 57-63, 2002.
3) Borg E, Risberg A, McAllister B, et al : Language development in hearing-impaired children. Establishment of a reference material for a 'Language test for hearing-impaired children', LATHIC. Int J Pediatr Otorhinolaryngol, **65** : 15-26, 2002.
4) Bess FH, Tharpe AM : Unilateral hearing impairment in children. Pediatrics, **74** : 206-216, 1984.
5) Hartvig Jensen J, Johansen PA, Børre S : Unilateral sensorineural hearing loss in children and auditory performance with respect to right/left ear differences. Br J Audiol, **23** : 207-213, 1989.
6) Dancer J, Burl NT, Waters S : Effects of unilateral hearing loss on teacher responses to the SIFTER. Screening Instrument for Targeting Educational Risk. Am Ann Deaf, **140** : 291-294, 1995.
7) Lieu JE, Tye-Murray N, Karzon RK, et al : Unilateral hearing loss is associated with worse speech-language scores in children. Pediatrics, **125** : e1348-e1355, 2010.
8) 岡野由実：一側性難聴児支援と家族への助言：診断期から青年期を展望して．小児耳, **39** : 270-274, 2018.
9) 小森正博：一側の小耳症ならびに外耳道閉鎖症とともに．Otol Jpn, **22** : 219-222, 2012.
10) 岡野由実，廣田栄子：一側性難聴による聞こえの障害場面の発達的変容に関する検討．コミュニケーション障害学, **39** : 74-83, 2022.
Summary 聞こえの障害場面について年代が上がるにつれて困難場面が具体化かつ不可避的となる傾向にあることを報告した．
11) Nishimura T, Hosoi H, Sugiuchi T, et al : Cartilage Conduction Hearing Aid Fitting in Clinical Practice. J Am Acad Audiol, **32** : 386-392, 2021.
Summary 外耳道閉鎖・高度狭窄例において良好な結果を得た．耳漏例は症例によるばらつきがあった．気導補聴器が使用できる例の購入率は低かった．
12) 山田浩之，新田清一，太田久裕ほか：宇都宮方式聴覚リハビリテーションを取り入れた補聴器外来　開設から3年間の検討．日耳鼻会報, **123** : 1380-1387, 2020.
13) Morimoto C, Nishimura T, Hosoi H, et al : Sound transmission by cartilage conduction in ear with fibrotic aural atresia. J Rehabil Res Dev, **51** : 325-332, 2014.
Summary 外耳道閉鎖症と対象に軟骨伝導補聴器と骨導補聴器の音場純音聴力閾値を示した報告である．
14) 西村忠己，細井裕司，森本千裕ほか：軟骨伝導補聴器希望者の受診契機について．日耳鼻会報, **122** : 1522-1527, 2019.
15) 木村百合香，飯野ゆき子：発生・分類・遺伝子　外耳・中耳奇形の分類．JOHNS, **25** : 11-15, 2009.
16) 西村忠己：軟骨伝導補聴器の適応疾患と適応聴力．日耳鼻会報, **126** : 1-6, 2023.
17) 岡野由実，廣田栄子：一側性難聴事例における聞こえの障害と障害認識の経緯に関する検討．Audiol Jpn, **58** : 648-659, 2015.

MB ENT, 294：64-70, 2024

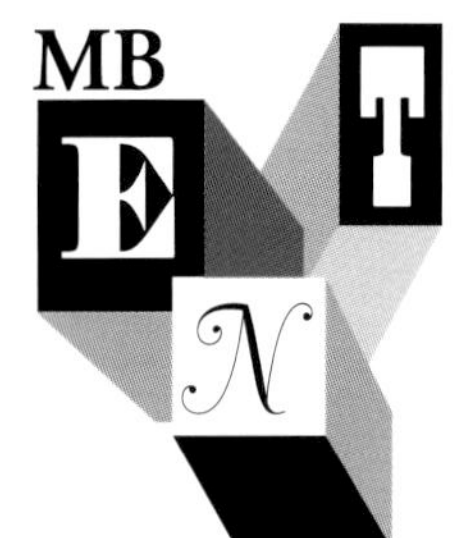

◆特集・軟骨伝導聴覚―耳鼻咽喉科医に必要な知識―

大学病院での軟骨伝導補聴器のフィッティング

佐藤剛史*

Abstract 2017年に軟骨伝導補聴器が市販化され，当科では，市販化当初から軟骨伝導補聴器に関する外来を立ち上げ，耳鼻咽喉・頭頸部外科医，言語聴覚士，認定補聴器技能者が連携をとりながら対応している．まずは専門外来で軟骨伝導補聴器の適応について判断し，その後，補聴器外来で試聴を開始する．試聴初回は軟骨伝導補聴器のガイダンスを行い，振動子の選定や補聴器の調整などを行う．また，イヤチップが作成可能な例では作成も行う．装用閾値の測定を行い初回の補聴効果を確認する．2回目以降は気導補聴器同様に定期的に外来を受診してもらい，装用状況や補聴効果の確認を行いフィッティングを進めていく．最終的に本人や家族の意思で購入を決めてもらう．購入後も定期的に補聴器外来を受診してもらい，聴力や補聴器に関するフォローを行っている．

Key words 軟骨伝導補聴器(cartilage conduction hearing aids)，フィッティング(fitting)，イヤチップ(ear tips)，気導聴力(air conduction hearing)，多職種連携(multidisciplinary team approch)

はじめに

難聴は音声コミュニケーションに様々な支障をきたしQOLを著しく低下させる．近年は認知症との関連も指摘されており，聴覚障害への対応をいかにしていくかは重要な課題である．手術や薬物治療により難聴を改善することができるのであれば，治療が優先される．しかし，治療を行っても十分な聴力改善が得られずコミュニケーション障害が残存してしまう場合や，全身状態の問題など何らかの理由で治療が行えない場合がある．この際に難聴によるコミュニケーション障害を改善させることを目的に，補聴器や人工内耳などを用いた聴覚補償が試みられる．聴覚補償機器は様々あり，その一つに軟骨伝導補聴器がある．

軟骨伝導補聴器は，軟骨伝導と呼ばれる伝導方式を利用した新しい補聴器で，本邦で研究開発され，2017年に世界で初めて発売された[1)2)]．

軟骨伝導補聴器の取り扱いについては通常の補聴器と異なり，登録医療機関で適応と診断された患者が試聴し購入することが可能となる．2017年発売当初は9つの医療機関での取り扱いがあったが，2023年現在120を超える医療機関で取り扱い可能となっている[3)]．

当科では市販化された初年度の2017年から取り扱いを開始した．当科で取り扱いを開始した当初は，東北で唯一の取り扱い医療機関であったこともあり東北各地から試聴希望症例者が来院していたが，現在は宮城県内の試聴希望症例者を対応することが多くなっている．今回は，当科における軟骨伝導補聴器の試聴から購入，購入後のフォローまでの一連の流れを解説する．

試聴，購入，その後のフォローについて

試聴開始から購入後のフォローまでの流れを図1に示す．

* Sato Takeshi，〒980-8574 宮城県仙台市青葉区星陵町1-1　東北大学耳鼻咽喉・頭頸部外科学教室，助教(言語聴覚士)

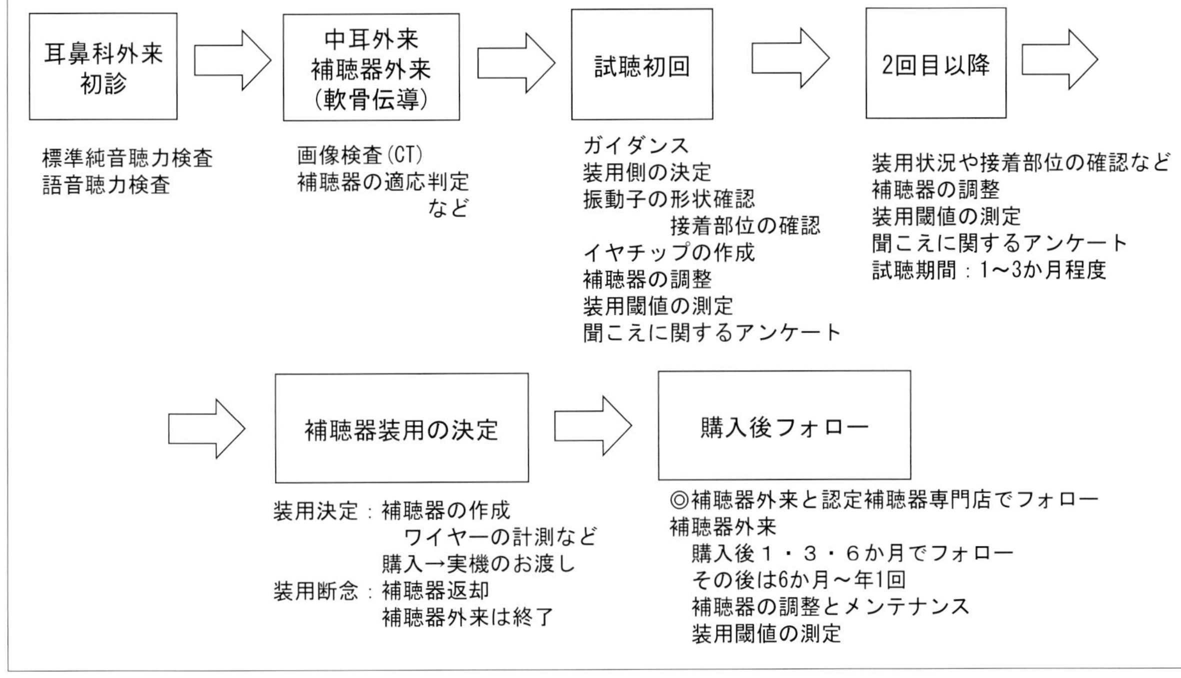

図 1. 試聴から購入，その後のフォロー

1．補聴器外来受診までの流れ

軟骨伝導補聴器の試聴を希望する患者は，当院耳鼻咽喉・頭頸部外科に紹介いただき，耳鼻咽喉・頭頸部外科の一般外来で標準純音聴力検査などによる聴力評価を行ったのち，伝音難聴の診断や治療を専門に行う外来(中耳外来)への紹介となる．紹介の際に疾患の診断に必要であれば側頭骨CTやMRIによる画像検査も行ってもらう．軟骨伝導補聴器の装用の可否を判断するためだけで画像検査は実施してはいない．

中耳外来で，外耳や中耳，内耳の状態について専門的に診察を行い，軟骨伝導補聴器の適応について検討する．当科では，軟骨伝導補聴器の試聴やフォローに関する補聴器外来を，中耳外来と同日に開設しており，軟骨伝導補聴器の試聴希望があり適応のある症例は，同日から試聴を開始している．

2．試聴初回時の流れ

試聴の開始前に，軟骨伝導の仕組みや軟骨伝導補聴器に関するガイダンスを実施する．試聴希望者の受診背景として，自身で試聴を希望し，軟骨伝導補聴器に関して情報収集を行って受診する患者もいれば，医師から試聴を勧められて受診する患者もおり，軟骨伝導補聴器に関する知識が不十分な場合も多々ある．そのため，初回に軟骨伝導補聴器に関するガイダンスを行っている．説明内容としては，軟骨伝導の特徴について，軟骨伝導補聴器の適応，装用方法，価格や公的助成の活用の可否についてなどである．軟骨伝導補聴器の基本的なことから購入にかかわることまで一通り説明を行う．詳細については表1に示す．

表 1. 軟骨伝導補聴器の試聴開始にあたり説明する事項

＜説明事項＞
・軟骨伝導について
軟骨伝導の基本的な原理や特徴
気導や骨伝導との違い，など
・軟骨伝導補聴器について
適応
補聴器や振動子の形状
音の伝達方法について
振動子の装着方法
価格，など
・試聴開始から購入，その後のフォローについて
試聴中の通院頻度
購入後のフォローについて，など
・公的助成について
公的助成の内容や手続きについて，など

試聴にあたり，装用耳(両耳 or 片耳，片耳の場

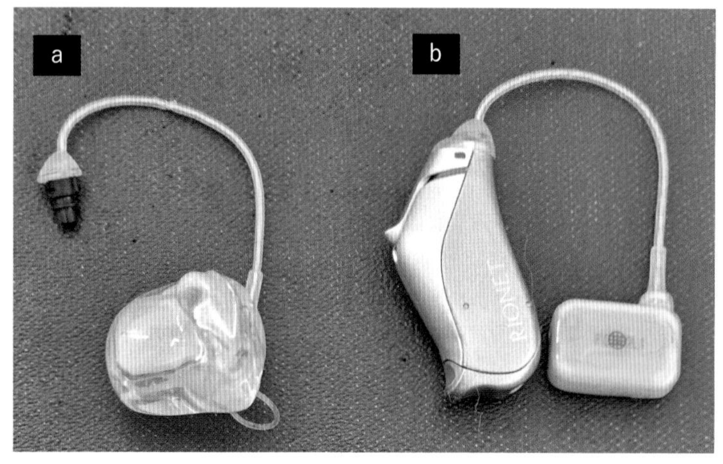

図 2.
通常の振動子とイヤチップを作成した振動子
　a：イヤチップを作成した振動子
　b：通常の振動子

合は試聴側)を決定する．両耳が小耳症や外耳道閉鎖などで難聴をきたしている場合は基本的には両耳装用で試聴を行うが，経済面などの理由で両耳装用が難しい場合は片耳装用で行う．片耳装用の場合は，聴力閾値や振動子を接着しやすい側，もしくは振動がより伝わる側を選択する．装用耳を決めたのち，振動子を接着する部位や振動子の形状(縦型か横型か)を決定する．補聴効果を高めるためには，振動子と皮膚との接着の状態や，振動子の形状は重要な要因となる．

当科では，振動のロスなく効果的に内耳に伝えるために，イヤチップ(図 2)を作成し，振動子に貼り付けた状態(イヤチップ貼付けタイプ)で試聴を行うようにしている．また，Nishimura らはイヤチップを作成したほうが振動子単体タイプより装用継続率が高かったと報告している[4]．振動子単体の場合，その固定には両面テープの使用が必要となるため，装着の煩わしさや振動子の安定性の面で問題が生じることがある．イヤチップを使用した場合はその点が解消され比較的容易に装用が可能となる．装用閾値だけでなく，操作性も考慮しながら試聴を進めることが重要である．

軟骨伝導補聴器の調整に関しては，気導補聴器と同様に，純音聴力の状態から，利得や最大出力などの設定を行い，装用してもらう．装用後に補聴効果の測定を行う．

補聴効果の測定に関しては，音場での装用時・非装用時の聴力閾値を測定しファンクショナルゲインを確認する．また，自覚的な聞こえに関する評価として質問紙を用いた評価を行っている．使用しているのは，「きこえについての質問紙 2002[5]」に加え，「speech, spatial, and qualities of hearing scale(SSQ)questionnaires[6]」「Spatial Hearing Questionnaire(SHQ)[7]」による評価も行っている．なお初回時の自覚的評価に関しては，非装用時の状態を評価してもらう．装用閾値と患者本人の聞こえの印象を確認し，初回の装用時の音量などを決定し，自宅で試聴を行ってもらう．

3．試聴 2 回目以降

当科では可能な限り試聴開始から 2 週間程度で補聴器外来を受診してもらうようにしている．この際，装用時の聞こえの状態の確認や装用時間，装用上のトラブル(振動子がはがれて落ちやすい，接着部位がかゆいなど)の有無などを確認する．聞こえ具合に応じて，音量の調整や接着部位や方法などを検討する．初回時にイヤチップを作成した症例は，2 回目受診時にイヤチップ貼付けタイプの振動子を装着した状態での試聴に切り替える．イヤチップを使用するだけで振動子単体よりも閾値が小さくなるため，まずは調整を行はず装用閾値の測定を行い振動子単体との効果を比較する．装用閾値や患者の自覚的な聞こえの状態を確認し補聴器の調整を行う．なおイヤチップに関しては，使用した状態で試聴を継続する症例が多いが，中には振動子単体の装用のほうが聞こえや操作性がよいと感じる症例もいるため，状況によっては振動子単体での試聴に戻す場合もある．補聴

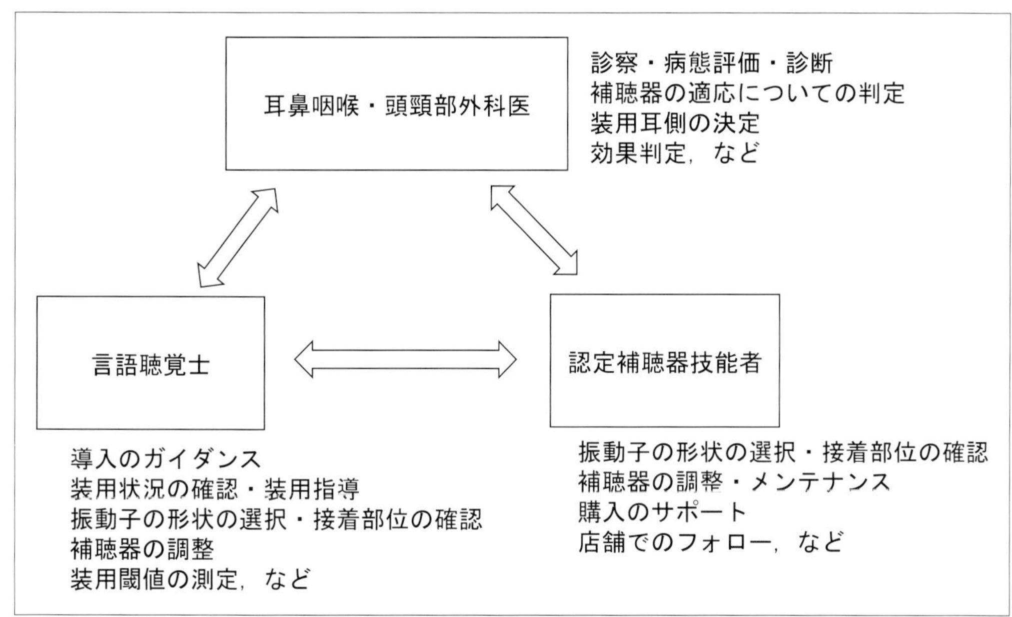

図 3． 当科における各職種の役割
各職種で業務内容にオーバーラップする部分がある

器の調整内容に変更が生じた場合はその都度装用閾値を測定し，装用効果を確認することが重要である．

試聴を1～2か月程度行い，最終的に本人や家族の意思で購入を決めてもらう．

購入が決まった場合は，振動子のワイヤーの長さの計測を行い，患者個人の耳の形状に合わせた補聴器を作成する．患者個々人の耳の形状に合わせて補聴器を作成するため，購入決定から実機のお渡しまで一定期間を要する．その間は試聴機を使用してもらう．

福祉の助成の必要な診断書は，随時記載していく．小児で軟骨伝導補聴器を装用する症例で，両側難聴はあるが身体障害者に該当しない場合は，軽中等度難聴児への補聴器助成を活用する．なお，片側難聴で軟骨伝導補聴器を装用する場合の助成申請に関しては，宮城県では採用された症例は現在のところはいない．

4．購入後のフォロー

購入後は，購入後1か月，3か月，6か月目，1年経過時点で補聴器外来を受診してもらう．装用閾値や自覚的な聞こえの評価を行い，補聴効果を確認する．また，標準純音聴力検査も行い，気導骨導聴力の状態について確認する．装用感や振動子の接着部位の状態の確認，装用部の皮膚の状態や接着の状態などの確認も行い，適宜接着部位や方法について検討を行っている．装用効果や聴力の状態に応じて出力音圧などの調整を行う．また，補聴器のメンテナンスなども実施する．購入後の音量の調整に関して，当科の傾向としては，購入時の状態のままか音量の増大を希望する症例が多い印象ではある．

購入後1年以降は半年～年1回程度の頻度で補聴器外来を受診してもらい，聴力のフォローや補聴器の調整，メンテナンスを実施している．軟骨伝導補聴器に関しては通常の気導補聴器とは異なり，取り扱い店舗や対応できる技能者が限られていることもあり，購入後も補聴器外来と取り扱い店舗の両方でフォローする体制をとっている．

5．多職種協働での軟骨伝導補聴器のフィッティング

当科では軟骨伝導補聴器の試聴やフォローに関して，耳鼻咽喉・頭頸部外科医，言語聴覚士，認定補聴器技能者が協力しながら外来を行っている．各職種の業務について図3に示す．

耳鼻咽喉・頭頸部外科医は，診察・病態評価，軟骨伝導補聴器の適応や効果判定など，言語聴覚士は，導入のガイダンスや補聴器の調整，装用閾

値の測定，装用指導など，認定補聴器技能士は補聴器の調整・メンテナンス・購入のサポートなどを担当している．各職種がある程度は役割に関してオーバーラップしながら対応している．補聴器の調整内容の進捗状況などに関しては，診察時に自覚的な効果の確認や装用閾値の確認だけでなく，フィッティングに関する簡単なレポートを作成し，職種間で情報共有できるようにしている．

当科における軟骨伝導補聴器試聴症例の傾向について

当科における軟骨伝導補聴器の試聴症例の傾向について述べる．

2017～2021年までに33症例49耳に対して軟骨伝導補聴器の試聴・フィッティングを行った．試聴年齢は最年少が4歳，最高年齢は83歳であった．難聴の原因疾患は，外耳道疾患の症例が最多であった．先天性の外耳道閉鎖症と小耳症の合併症例が最多であり，次いで外耳道癌術後の外耳道閉鎖症例，先天性の外耳道閉鎖症例の順であった．また，耳硬化症ですでに気導補聴器を使用している症例で，本人の希望により軟骨伝導補聴器の試聴を行い，最終的に軟骨伝導補聴器の継続使用に至った症例も存在した．難聴の種類としては伝音難聴に対するフィッティング件数が最多であった．

試聴耳に関しては，両耳に難聴を認める場合は両側試聴を基本としているが，聴力に左右差を認めた症例では，軟骨伝導補聴器の装用効果が得られそうな側に試聴を行う場合もあった．片側のみの外耳道閉鎖など難聴を呈しており，聴力改善の希望にて軟骨伝導補聴器の試聴希望例が全体の約半数を占める傾向にあり，気導補聴器の試聴症例とは異なる傾向を認める可能性が示唆された．表2に当科の試聴者の傾向を示す．

次に，Takaiら[8]の報告をもとに，当科で継続試聴に至った症例の傾向について説明する．なお継続試聴に至った症例は，軟骨伝導補聴器を購入した症例を指す．

表 2. 当科の試聴状況
(2017年11月～2021年3月まで)

症例数	33症例(小児16例，成人17例)
年齢	33.1±25.5歳(4～83歳)※1
難聴耳	両耳 17例，片耳 16例
試聴耳	両耳 16例，片側 17例
原因疾患	小耳症＋先天性外耳道閉鎖 14例 小耳症＋先天性外耳道狭窄 3例 外耳道閉鎖症 4例 外耳道癌術後 5例 真珠腫性中耳炎 3例 滲出性性中耳炎 2例 耳硬化症 1例 乳突洞障害 1例

※1 平均値と標準偏差，カッコ内は最小値～最大値を示す

気導聴力閾値に関しては，継続試聴群が試聴のみで終了した群よりも1000 Hzと2000 Hz，4000 Hzで継続試聴群のほうが閾値は小さく，2000 Hzと4000 Hzで有意な差を認めていた．骨導聴力閾値に関しては，250～4000 Hzにかけて，継続試聴群が試聴のみ群より閾値が小さく，特に1000 Hz，2000 Hz，4000 Hzで有意な差を認めた．図4に気導聴力閾値と骨導聴力閾値について示す．装用閾値は，250～4000 Hzで，継続試聴群が試聴のみ群より閾値が小さく，特に1000 Hz，2000 Hz，4000 Hzで有意な差を認めた．図5に継続試聴群と試聴のみ群の装用閾値を示す．最後にファンクショナルゲインは，250～4000 Hzで，継続試聴群が試聴のみ群より閾値が小さかったが，各周波数で統計学的な有意差は認められなかった．図6に継続試聴群と試聴のみ群のファンクショナルゲインを示す．今回の検討から継続試聴者は，高周波数の気導聴力閾値と骨導閾値で有意差を認め，高周波数の純音聴力閾値が良好な症例が，軟骨伝導補聴器を装着するのに適している可能性が示唆された．

最後に

当科での軟骨伝導補聴器の試聴から購入，その後のフォローまでの流れについて説明した．大病院では設備やスタッフの人数が一般病院と比し充実しており，様々な検査を行うことでより，詳細な聴覚機能や補聴効果の評価が行えることが利点

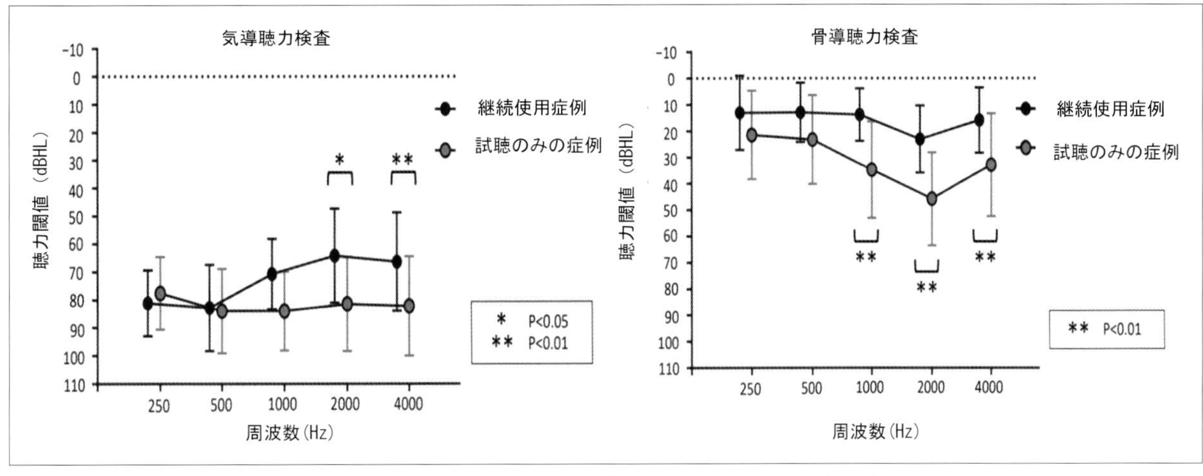

図 4. 当科における軟骨伝導補聴器試聴症例の聴力閾値
当科における軟骨伝導補聴器を試聴した症例の気導聴力閾値と骨導聴力閾値を示す．継続使用例は，試聴後に購入に至った症例，試聴のみ症例は，試聴のみで購入には至らなかった症例
（文献 8 より一部改変）

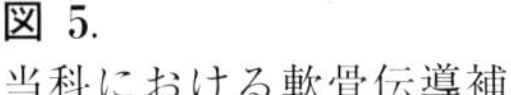

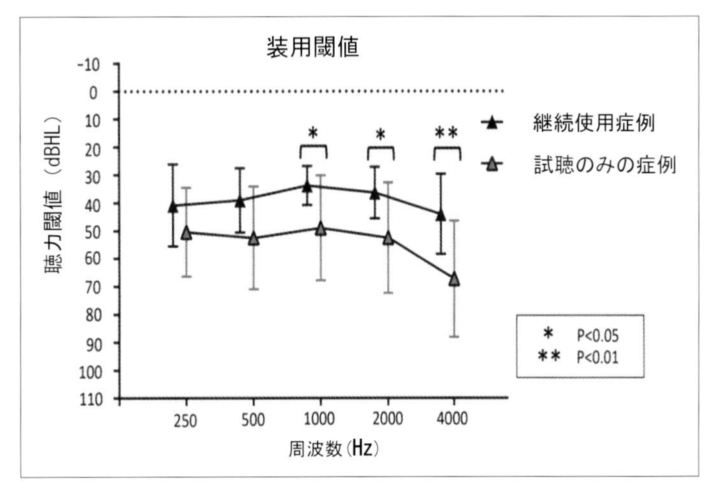

図 5.
当科における軟骨伝導補聴器試聴症例の装用閾値
当科における軟骨伝導補聴器を試聴した症例の装用閾値を示す．継続使用症例と試聴のみ症例では，1000 Hz，2000 Hz，4000 Hz の装用閾値で有意な差を認めた
（文献 8 より一部改変）

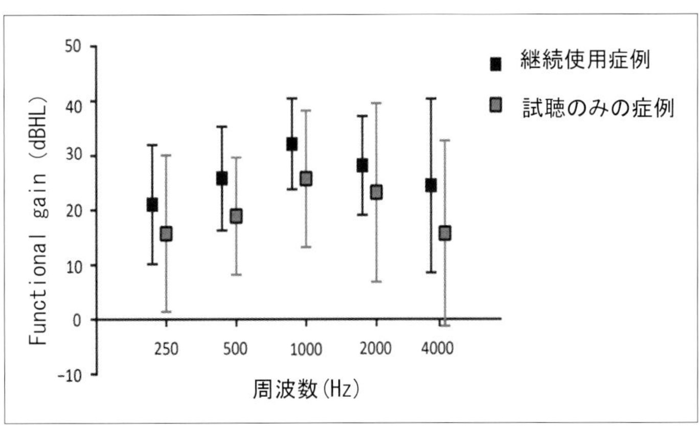

図 6.
当科における軟骨伝導補聴器試聴症例のファンクショナルゲイン
当科における軟骨伝導補聴器を試聴した症例のファンクショナルゲインを示す．ファンクショナルゲインは継続使用症例が試聴のみ症例に比し大きい傾向にあったが，2 群間で有意差は認められなかった
（文献 8 より一部改変）

として挙げられる．一方，試聴開始までに複数回外来受診が必要となり，時間を要してしまうことが欠点として挙げられる．このように医療機関の形態に応じて様々な利点や欠点がある．

また軟骨伝導補聴器は，現在 120 を超える医療機関で取り扱いが可能となっているが，地域によって，その数は様々である．また，取り扱い可能な店舗や技能者も限られることから，その地域の状況に合わせた試聴やフォローの体制を構築していくのが望ましいと考えられる．

参考文献

1）Hosoi H, Yanai S, Nishimura T, et al：Development of cartilage conduction hearing aid. Arch Mat Sci Eng, **42**(02)：104-110, 2010.

2）Nishimura T, Hosoi H, Saito O, et al：Benefit of a new hearing device utilizing cartilage conduction. Auris Nasus Larynx, **40**：440-446, 2013.

3）リオネット補聴器HP：軟骨伝導補聴器を扱うリオネット補聴器医療機関一覧．https://mapcl.rionet.jp/b/rionetccha/monoarea/handling_merchandise_01/

4）Nishimura T, Hosoi H, Sugiuchi T, et al：Factors influencing the purchase rate of cartilage conduction hearing aids. J Am Acad Audiol, **33**：14-22, 2022.

5）鈴木恵子，原　由紀，岡本牧人：難聴者による聴覚障害の自己評価「きこえについての質問紙」の解析．Audiol Jpn, **45**(6)：704-715, 2002.

6）Gatehouse S, Noble W：The speech, spatial and qualities of hearing scale(SSQ). Int J Audiol, **43**(2)：85-99, 2004.

7）Tyler RS, Perreau AE, Ji H：The validation of the spatial hearing questionnaire. Ear Hear, **30**(4)：466-474, 2009.

8）Takai S, Sato T, Miyakura Y, et al：Examination of Factors Affecting the Likelihood of Whether Individuals Would Purchase Cartilage Conduction Hearing Aids. Audiol Res, **13**(3)：347-356, 2023.

Summary　軟骨伝導補聴器の購入例と非購入例で純音聴力閾値や装用閾値などを比較検討した．高周波数の純音聴力閾値が良好な症例で，軟骨伝導補聴器がより有効である可能性が示唆された．

MB ENT, 294 : 72-78, 2024

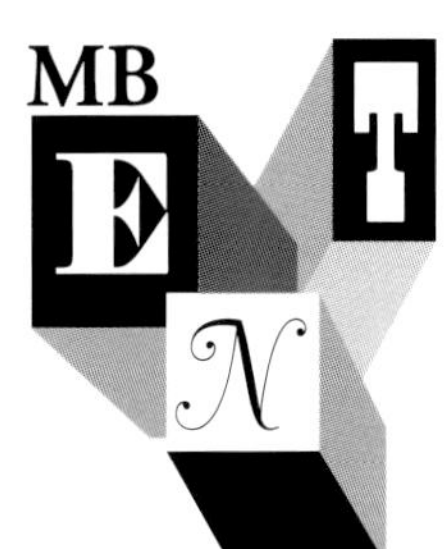

◆特集・軟骨伝導聴覚―耳鼻咽喉科医に必要な知識―

医院での軟骨伝導補聴器のフィッティング

杉内智子*

Abstract 新しく発見された聴覚の伝導路を活用できる軟骨伝導補聴器について，クリニックの立場から適応検討と試聴，そして装着および音響の調整，またできる限りの比較試聴(骨導あるいは気導補聴器)を行って購入を検討し，必要に応じて聴覚リハビリテーションを行っている．現在，試聴-経過観察中の症例は 109 症例(片側性難聴 63 例，両側性難聴 46 例)で，疾患としては外耳道閉鎖症が 58 例(53.2%)ともっとも多く，次に慢性中耳炎例 22 例(20.2%)が続いた．当クリニックの活動は手術などとの関連もあり，病診連携の中でこそ活かされている結果であった．なお，装用を決定したのは試聴中を除いた 100 例中 88 例(88.0%)で，3 例が補聴器更新の準備に入っている．今後は新機種に期待しつつ，よりよい装着方法や感音難聴への適応などについて，さらに経験を重ね検討したい．

Key words 軟骨伝導補聴器(cartilage conduction hearing aids)，小耳症(microtia)，外耳道閉鎖症(closure of the external auditory canal)，ダウン症(Down's syndrome)，Treacher-Collins 症候群(Treacher-Collins syndrome)

はじめに

かつてアナログ補聴器ではノンリニア増幅は可能であっても細かな設定は難しく，各種機能も限られ，聴覚リハビリテーションを進めるには苦労が多かった．ただし，やはり伝音難聴は補聴効果良好で，本人も調整側もほぼ即座にその効用を享受できた．デジタル補聴器誕生直前の 1980 年頃，医療機関で補聴器を扱うことはまだ珍しく，小耳症の方々も大学病院補聴器外来を紹介受診され，入局直後から対応させていただくことが多かった[1]．

そのころはまだ既成のヘッドバンド型骨導補聴器はなく，両側外耳道閉鎖の小児への補聴器適合は，市販の布製ヘッドバンドを補聴器装着用に改造することから始まった．そして，骨導端子は厚く硬いけれど装着すれば素早くなる音反応に安堵し，夏にはヘッドバンド装着の暑さに共感し，カチューシャ型となっては頭蓋骨の圧迫痕に困惑して，圧痛で延びない装用時間に苦慮しつつ，10 歳を過ぎて耳介が形成されても補聴器の装用様式は術前に留まった．

耳介形成を待って，準オーダ眼鏡型骨導補聴器を準備したことがある．効果は良好であった．しかし，眼鏡のツルが当たる耳介上部が発赤してただれ，形成外科では装用は困難とされた．また，骨固定型補聴器(bone anchord hearing aids：Baha®)については発売当初から注目してきたが，手術と骨導端子露呈に躊躇され実施経験はない．軟骨伝導路発見[2]以降，実用化を待ち続けて，幸運にもクリニックの立場で 2017 年 11 月の市販開始時から使用させていただいている．そして，6 年が経過してそろそろ補聴器更新時期を迎える．

軟骨伝導路と軟骨伝導補聴器

外耳の軟骨に振動子を当てて音として内耳に伝わる経路には，① 振動子の振動によって発生した

* Sugiuchi Tomoko，〒 152-0035 東京都目黒区自由が丘 2-7-4　自由が丘 杉内医院，院長

気導音が外耳道内経由で伝わる直接気導経路(通常の気導と同じ)，② 軟骨の振動が頭蓋骨に伝わる軟骨骨導経路(通常の骨導と同じ)，③ 軟骨の振動で外耳道内に発生する軟骨気導経路(① の直接気導音とは異なる)の3経路が想定されている[3)4)]．なお，非骨性の外耳道閉鎖症などの閉鎖組織と耳小骨につながりがある場合は，閉鎖組織・耳小骨を通して効率的に内耳に音が伝わる ④ 軟組織経路が考えられている[5)]．

軟骨伝導補聴器は本体と振動子から成る．本体は一機種であるが，振動子は耳の状態に合わせた装着状況，振動子単体の直貼り，イヤチップに振動子を貼り付ける，イヤチップ内部に振動子を埋め込む，という3タイプから選択する．振動させる軟骨は質量が小さいので振動子も小型軽量でよい．小型軽量なのでかつら用の両面テープなどで固定でき，装用感は骨導補聴器を凌ぎ審美性にも優れ人気を博している[6)]．

当クリニックにおける軟骨伝導補聴器への対応

クリニックはその特性として院長の理念によって展開している．補聴器外来では補聴器調整の流れ，聴覚リハビリテーション，聴覚管理などのいずれもが患者との折り合いのなかで行われるが，病院と比べ構成員が限られるため，メンバーの顔ぶれがすなわちそのクリニックの補聴器外来の特色と直結しがちでもある．当院では補聴器相談医1人とともに言語聴覚士と認定補聴器技能者の各1人が加わり対応してきた．

1．軟骨伝導補聴器の適応

軟骨伝導補聴器の適応としては，従来の補聴器と同様，あるいはそれ以上に，装用効果が得られる症例であれば適応になると捉えている．十分な装用効果を得ることができるかどうかは，実際にフィッティングを行い試聴することで確認するという手法[7)]に従って，これを基本としている．

2．軟骨伝導補聴器適合前に

軟骨伝導補聴器の場合は，難聴の経緯と現状として，外耳道閉鎖が骨性か非骨性か，そして狭窄であれば空間の径や位置，そして成長による拡大・顕在化の可能性について検討する．また，外耳炎・中耳炎に関連した耳漏などの炎症のために気導補聴器が使用できない場合では，その程度と今後の治療について主治医の治療方針と本人の理解と意向を十分に確認する．なお，骨導閾値に留意して適応条件など[8)9)]と照合して補聴効果について十分に検討するが，軟骨伝導補聴器には新しい経路も含まれており，本人の希望があれば試聴とする．また両側性，片側性など，難聴による聴覚障害の状況を評価して整理し，本人，両親，家族に説明して理解を得る．補聴器購入費用は課題である．その助成については福祉制度などを説明し，できる限り対処する．

3．適合前の聴覚検査

基本として，標準純音聴力検査，語音明瞭度検査，手持ちの補聴器があれば，補聴器装用閾値・語音明瞭度検査(左右耳別・両耳)を行う．標準純音聴力検査が成立しない小児の場合は，できる限りヘッドホンを用いたVRA(visual reinforcement audiometry)による閾値検査を行い，可能であれば語音明瞭度検査を行う．

4．軟骨伝導補聴器の調整

耳鼻咽喉科医師による耳介・外耳道の評価，CTなどの画像診断の確認を行い，振動子の固定位置と固定方法を仮決めし，期待できる伝導経路を想定して補聴効果を予見する．なお，補聴器本体の調整は，補聴器フィッティングソフトウェア「リオネットセレクタNEO」を用い，小児の場合は(DSL v5)の手順も参照しながら，適宜選択し，オージオグラムに基づいて初期設定を行う．次に，補聴器装用閾値を測定し，これを元に目標となる補聴器装用閾値に達するよう微調整を加える．

調整するポイントはまず，想定した伝導経路に適合するように振動子の位置，接触面の向き，貼付の方法，ワイヤーにかかる張力などを調整する．次に，利得・最大出力・周波数特性などを検討し，相対的に調整する．

振動子の位置は耳介の形状から収まりやすい位

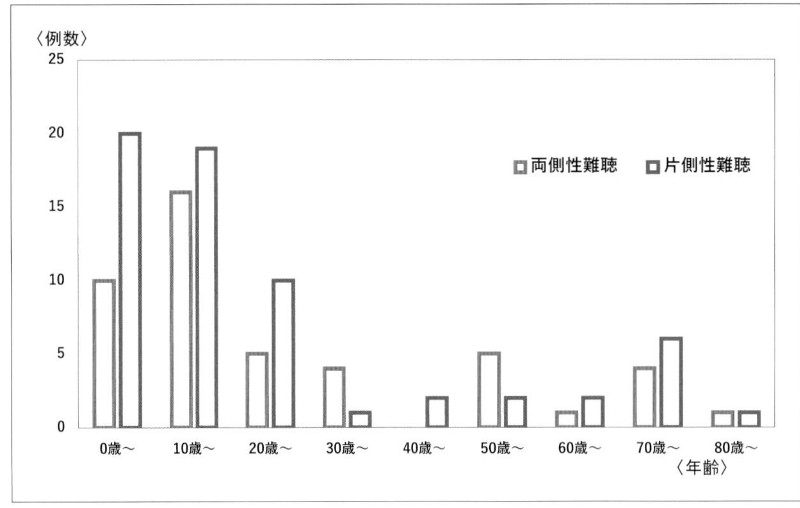

図 1.
当クリニックにおける軟骨伝導補聴器試聴症例の両側性および片側性別の年齢分布(n＝109)

置を第一候補とする．位置を少しずつ移動させて，顎関節との関連も考慮し，快適で自覚的に聞こえのよいところを試聴開始位置とする．また，外耳道入口部に窪みがあれば，テープ固定の補助にイヤチップを積極的に使用している．一方，外耳道非閉鎖の場合は，③ の軟骨気導経路に期待して，外耳道入口部を覆うだけの薄くて軽量のイヤチップを極力作製するようにしている．

5．軟骨伝導補聴器などの試聴・適合

まず振動子を貼り付けで2～3週間貸し出して，日常生活における有用性と快適性について評価してもらう．試聴後，使用者のさらなる希望に基づいて補聴器を再調整し，本人あるいは保護者に心理的負担をかけることなく，この試聴・再調整を繰り返す．なお，試用期間は十分に適合していると判定できるまで，延長できるように対処している(約6か月程度)．

この実生活での試聴によって，振動子の位置や貼り付け具合などを自己調整してもらうのも効果的である．イヤチップの形状，非閉鎖の中耳炎術後耳では実耳測定が有用な場合が少なくない．

なお，当クリニックでは可能性のある他機種，装用様式の異なるものとの比較試聴を必ず行う．ヘアバンド型骨導補聴器，気導補聴器である．価格面も含めて十分に検討する．

対応症例について

現在までに軟骨伝導補聴器の試聴に至り，その後も経過観察している症例は109症例(男性61例，女性48例)で，片側性難聴が63例と両側性難聴46例より多かった．両側性と片側性に別けて，図1に試聴開始年齢を，難聴関連疾患とその分布を図2に示す．年代別では20歳以下が65例(59.6%：両側性26例，片側性39例)であった．また，疾患としては外耳道閉鎖症が58例(53.2%：両側性15例，片側性43例)がもっとも多く，次に術後耳を含む慢性中耳炎症例が22例(20.2%：片側性13例，両側性9例)と続き，紹介元の先生方のご支援ゆえである．

なお購入例は，試聴中を除くと，両側性では40例中33例(82.5%)，片側性は60例中50例(83.3%)であった．症例を提示する．

1．小児症例

症例1：Treacher-Collins症候群，スピーチカニューレ使用中

生後6か月で補聴目的にて初診．軟骨伝導補聴器を本体と振動子の直貼りで試聴を開始したところ，母子の受け入れも音反応も良好で，直ちに実生活での試聴となった．比較試聴した骨導補聴器は直ぐに外すため，両親は軟骨伝導補聴器を選択し購入となる．母親から，装用時にソフトヘアバンドを使用したい旨の申し出があり，骨導補聴器に真似て補聴器と振動子をヘアバンドに縫い付けて試用して常用となった(図3)．その後，成長に合わせて，振動子をヘアバンドから引き出して耳前部に貼り付け使用とし，次に本体も貼り付け

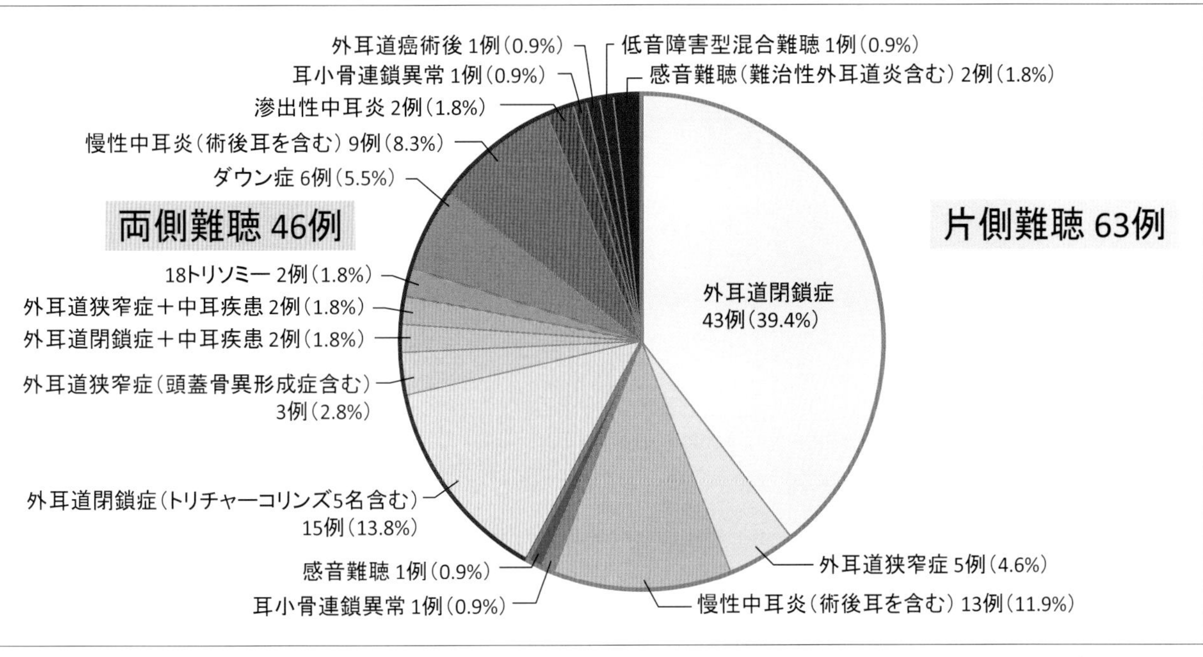

図 2. 当クリニックにおける軟骨伝導補聴器試聴症例の両側性および片側性別の難聴関連疾患とその分布（n＝109）

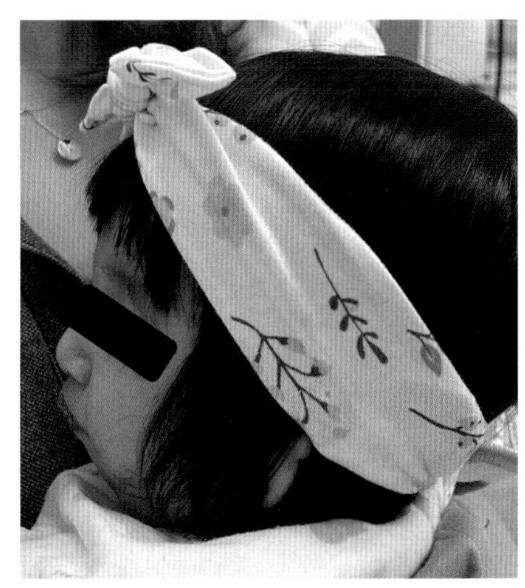

図 3. 症例 1：Treacher-Collins 症候群，6 か月齢
ソフトヘアバンドに縫い付けた軟骨伝導補聴器を常用

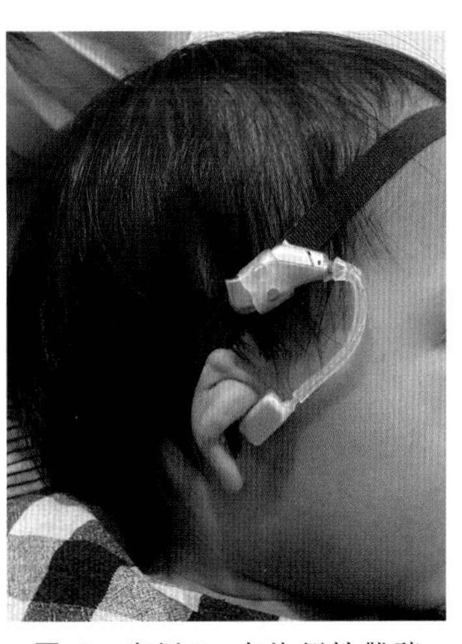

図 4. 症例 2：右片側性難聴（小耳症・外耳道閉鎖），6 か月齢
補聴器本体は細いヘッドバンドにシリコン平輪ゴムで保持し，振動子は貼り付けて装用

使用を試みたところ，3 歳 6 か月となった今ではヘアバンドなしで使用している．

症例 2：右小耳症・外耳道閉鎖，ABR/ASSR にて右伝音難聴（60～70 dB HL）

補聴体験を希望して 6 か月齢から軟骨伝導補聴器を試聴．開始時は 1 時間程度と短時間のみの装用であったが，細いヘッドバンドで補助するようになって装用時間が徐々に延びて（図4），1 歳過ぎに滲出性中耳炎のため左耳が閾値上昇し，同時に言語発達遅滞の指摘を受けたことから，補聴器装用に積極的に取り組むようになり，現在（1 歳 9 か月）ほぼ常用となって保育園と発達支援事業所に通所中である．

症例 3：両側外耳道狭窄・滲出性中耳炎・混合

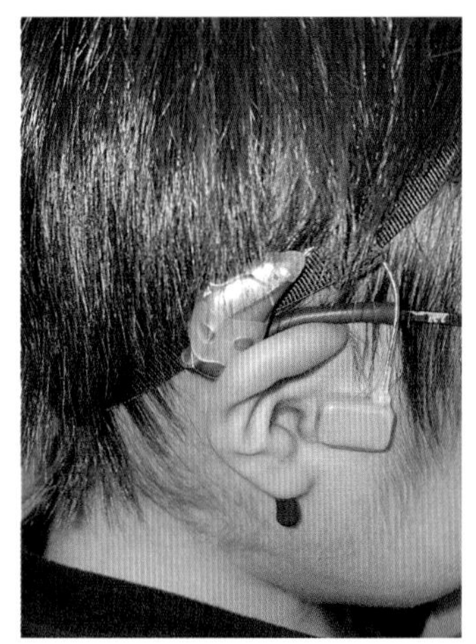

図 5. 症例 3：両側混合難聴・外耳道狭窄・滲出性中耳炎，ダウン症
細いヘッドバンドはお気に入りで，眼鏡と補聴器本体を合わせてシリコン平輪ゴムで固定し常用

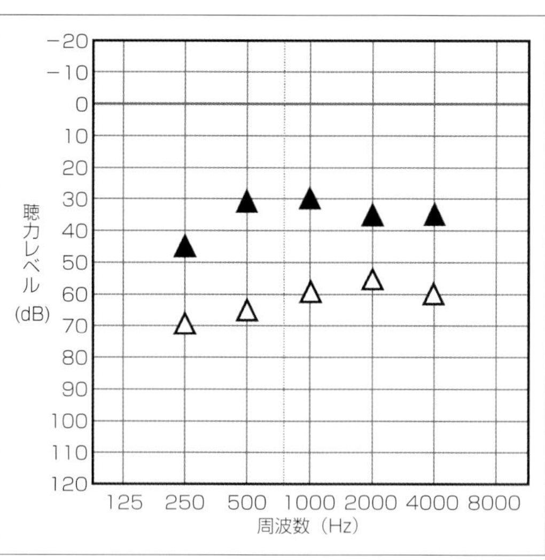

図 6. 症例 3：音場閾値
△：両側補聴器装用なし
▲：両側補聴器装用あり

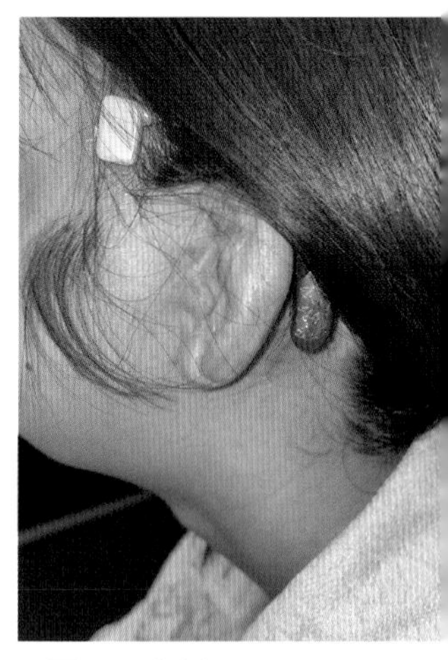

図 7. 症例 5：Treacher-Collins syndrome，20 歳台
骨導補聴器から軟骨伝導補聴器に替え快調と．出力音の減弱劣化があり，更新準備中

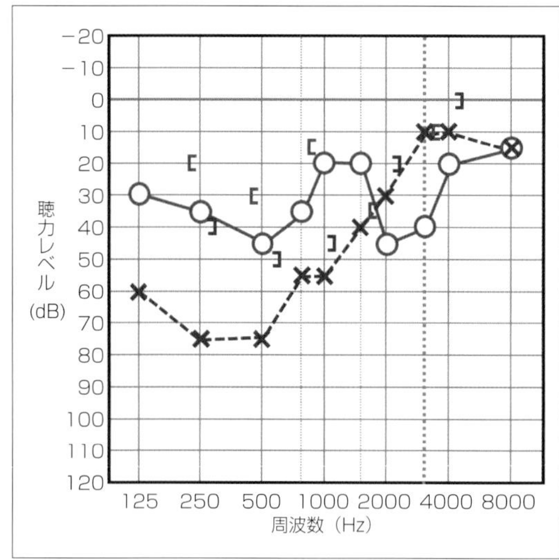

図 8. 症例 6：オージオグラム

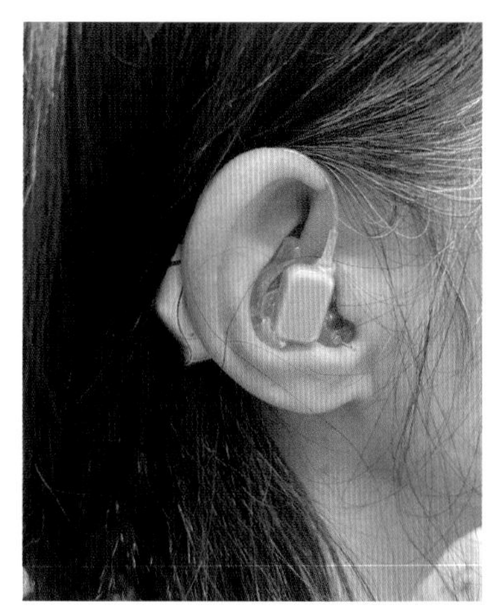

図 9. 症例 6：両側軽度感音難聴
気導補聴器は使用困難であったため試聴開始

難聴，ダウン症

3 歳時に補聴器装用困難にて紹介初診．ASSR では骨導閾値ほぼ良好，気導閾値は 40～60 dB を示し，COR でも低音域～中音域に閾値上昇を認めた．軟骨伝導補聴器の試聴を開始したところ，強く嫌がる様子はなく，同時に，装着に難渋していた眼鏡と補聴器をシリコン平輪ゴムで合わせて細いヘッドバンドで支持したところ，両者ともにほぼ常用となっている(図 5，6)．なお滲出性中耳炎については，まだ外耳道が狭く，経過観察・鼓膜チューブ留置待機中である．

2．成人症例

症例 4：両側小耳症・外耳道閉鎖，カチューシャ型骨導補聴器使用

軟骨伝導補聴器販売開始とほぼ同時試聴希望で初診(38 歳)．反応は良好で，今まで待ちわび，春には転居予定であることから，福祉制度の対応を待つことなく即決した．現在，更新のため福祉申

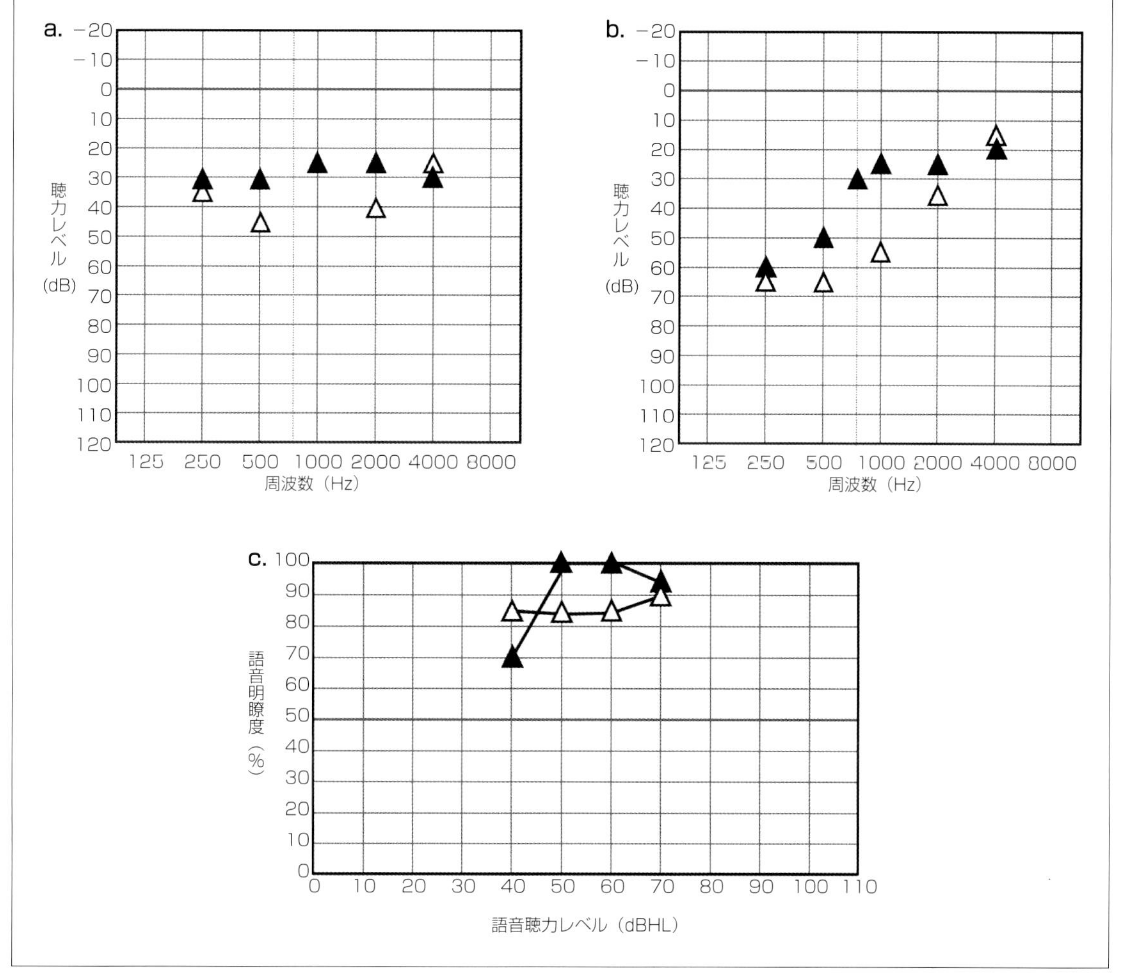

図 10．症例 6：音場検査
a：右耳　閾値検査
b：左耳　閾値検査
c：両耳　語音明瞭度検査(67-S 語表)
△：補聴器装用なし，▲：補聴器装用あり

請の準備を進めている．

症例 5：Treacher-Collins 症候群，カチューシャ型骨導補聴器使用

両側耳介形成術を完了し，軟骨伝導補聴器を切望して初診(17 歳)．両側軟骨伝導補聴器の購入，大学卒業後，就職(図 7)．補聴器の出力低下があり，更新準備に入っている．

症例 6：両側感音難聴(図 8)

気導補聴器が適合せず，軟骨伝導補聴器試聴目的での紹介初診(40 歳台)．知り合いとの談笑，家族との会話に聞き逃しがあるが，気導補聴器は効果はあるが耳障りで日常使用には至れないという．外耳道を耳型印象材で閉鎖し，振動子直貼りにて試聴し，効果が認められた．現在イヤチップを試作してから実生活での試聴を開始している．購入の意向である(図 9，10)．

おわりに

軟骨伝導補聴器は新しく発見された伝導路を活用して，内耳に音を届ける機器である．このフィッティングの一歩はその経路の存在を見つけ出すことである．医学的な知識を基にその人の様々な事情を考慮しながら，最適な伝導路を見定められるのは耳鼻咽喉科医師である．小児例においては極早期使用の可能性，乳児用の装着方法，軽度難聴あるいは滲出性中耳炎を併せもつダウン症児への適応，軽度感音難聴への適応など，さらに検討を重ねたい．軟骨伝導補聴器はより医療に近い補聴器であり，豊かな発想力で活用できればと願っている．

参考文献

1）杉内智子：骨導補聴器の適応と効果．JOHNS, **11**：1304-1310, 1995.

2）細井裕司，田村光男，阿部善幸：骨伝導スピーカの使用方法及び骨伝導受話装置の使用方法：特願 2004-332969．特許番号 4541111.

3）Nishimura T, Hosoi H, Saito O, et al：Is cartilage conduction classified into air or bone conduction? Laryngoscope, **124**：1214-1219, 2014.

4）Nishimura T, Hosoi H, Saito O, et al：Cartilage conduction is characterized by vibrations of the cartilaginous portion of the ear canal. PLoS One, **10**：e0120135 2015.

Summary 外耳道への水注入による閾値シフトを測定したところ，軟骨伝導は，特に低周波域において，音の伝達に寄与し，骨伝導よりも効率的に空中音を生成しており，空気伝導と骨伝導のハイブリッドではないことが示された．

5）Morimoto C, Nishimura T, Hosoi H, et al：Sound transmission by cartilage conduction in ear with fibrotic aural atresia. J Rehabil Res Dev, **51**：325-332, 2014.

Summary 軟組織性閉鎖耳において軟骨伝導補聴器の閾値と CT との関係を調査した結果，低音域～中音域では骨導補聴器より効率的であることが示された．

6）Nishimura T, Hosoi H, Sugiuchi T, et al：Cartilage conduction hearing aid fitting in clinical practice. J Am Acad Audiol, **32**：386-392, 2021.

7）西村忠己：軟骨伝導補聴器．大森孝一ほか（編）：118-122，プラクティス耳鼻咽喉科の臨床 5　難聴・耳鳴診療ハンドブック　最新の検査・鑑別診断と治療．中山書店，2023.

8）西村忠己，細井裕司，森本千裕ほか：軟骨伝導補聴器の適応聴力—2 cm³カプラ，人工マストイドによる出力の評価—．小児耳，**41**：34-40, 2020.

9）西村忠己：総説「第 123 回日本耳鼻咽喉科頭頸部外科学会総会シンポジウム」軟骨伝導補聴器の適応疾患と適応聴力．日耳鼻会報，**126**：1-6, 2023.

Summary 軟骨伝導補聴器については気導聴力で 50～70 dB 以内，骨導聴力で 30～40 dB 以内であれば装用効果が得られ，非骨性の外耳道閉鎖症では骨導聴力で 40～60 dB 以内が適応範囲と考えられた．なお，新機種発売の場合，変化する可能性がある．

MB ENT, 294：79-83, 2024

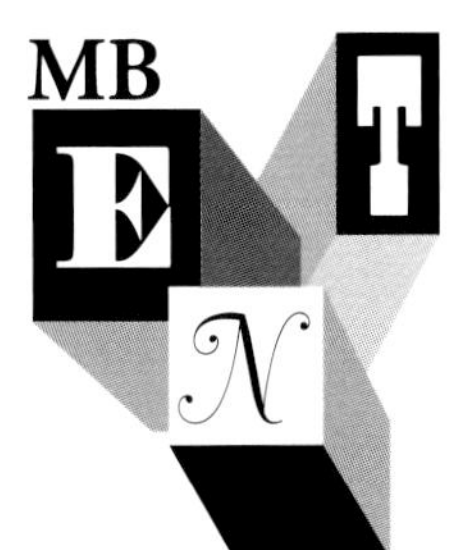

◆特集・軟骨伝導聴覚―耳鼻咽喉科医に必要な知識―

軟骨伝導補聴器の公的支援

杉本賢文*

Abstract 軟骨伝導補聴器への助成申請が可能な制度としては，障害者総合支援法に基づく補装具費支給制度と，各自治体による軽中等度難聴児補聴器購入費助成制度が挙げられる．行政機関への提出書類となるため，助成申請書を記載する際には，過去に受理された先例に習った記載が望まれる．申請書を記載するうえで，担当地域の助成制度の要項や，軟骨伝導補聴器や他の補聴器に対する助成状況を把握することが必要不可欠である．軟骨伝導補聴器の普及は進んでいるが，現在においても助成申請を受けた経験のない自治体が数多く存在している．軟骨伝導補聴器の助成申請歴のない自治体へ初めて助成申請する場合には，今回の申請結果が今後の助成判断の先例となり得るため，特に慎重な対応が望まれる．軟骨伝導補聴器への助成を初めて申し込む自治体への対応や，デジタルワイヤレス補聴援助システムを含めた助成対応に関する詳細を記載する．

Key words 軟骨伝導補聴器(cartilage conduction hearing aid)，助成制度(subsidy system)，外耳道閉鎖症(aural atresia)，外耳道狭窄症(meatal stenosis)，慢性耳漏(chronic otorrhea)

はじめに

軟骨伝導補聴器は比較的高価な補聴器である．現在販売されている機種の価格は，気導補聴器では中～高価格帯に位置し，骨導補聴器よりも高価である．20歳以下の購入者を対象に特別割引価格が設定されてはいるものの，やはり経済的負担が大きいため，公的支援が期待される[1]．補聴器購入に関し利用可能な公的支援制度が存在している．もっとも公な制度は身体障害者福祉法に基づく聴覚障害の認定と，障害者総合支援法に基づく補装具費支給制度である．都道府県や市町村によっては独自の補聴器購入費助成制度を設けていることもあり，中でも軽中等度難聴児に対する補聴器購入費助成制度を利用できる自治体は増えてきた．軟骨伝導補聴器は2017年に発売された比較的新しい補聴器であり，特によい適応とされる小耳症外耳道閉鎖症例や，慢性耳漏のため気導型補聴器を用いることが難しい慢性中耳炎症例[2][3]は好発疾患ではなく，実際に軟骨伝導補聴器を処方する機会は限られてくる．そのため，いざ助成制度を利用しようとしても，対象地域において軟骨伝導補聴器への助成申請を行った先例が乏しく，対応に苦慮することもある．本稿では軟骨伝導補聴器への助成申請が可能な制度として，障害者総合支援法に基づく補装具費支給制度と，各自治体による軽中等度難聴児補聴器購入費助成制度の概略と現状を述べたうえで，軟骨伝導補聴器への助成を初めて申し込む自治体に対する対応のポイントや，デジタルワイヤレス補聴援助システムを含めた助成対応に関する詳細を記載する．

地域の助成状況把握の必要性と新規申請自治体に対する注意点

障害者総合支援法に基づく補装具費支給制度，各自治体による軽中等度難聴児補聴器購入費助成

* Sugimoto Satofumi，〒466-8550 愛知県名古屋市昭和区鶴舞町65　名古屋大学大学院医学系研究科頭頸部・感覚器外科学耳鼻咽喉科，助教

制度いずれにも共通する点は，行政機関宛に助成申請のための意見書を作成する必要があることである．行政機関への提出書類となるため，過去に受理された先例にならった「認めてもらえる申請書」を作り上げることが求められる．そのためには，担当地域の助成制度の要項や，軟骨伝導補聴器や他の補聴器に対する助成状況を把握する必要がある．軟骨伝導補聴器の取り扱いが多い施設であれば，自施設での申請歴を参考にできるが，取り扱い数の少ない施設であれば，地域を担当しているリオネット補聴器店が唯一の情報源となることも多いと思われる．軟骨伝導補聴器への助成歴のある自治体へ助成申請を行う場合は，先例にならって助成申請書を記載すればよい．軟骨伝導補聴器への助成申請を認めない自治体と予めわかっている場合には，助成を得られる別のタイプの補聴器を提案することも選択肢となる．軟骨伝導補聴器の普及は進んでいるが，現在においても助成申請を受けた経験のない自治体が数多く存在している．軟骨伝導補聴器の助成申請歴のない自治体へ初めて助成申請する場合には，今回の申請結果が今後の助成判断の先例となり得るため，特に慎重な対応が望まれる．気導式補聴器を利用できる外耳道正常例に対し，軟骨伝導補聴器の助成を申請しようとすると，軟骨伝導補聴器が必須となる理由を記載することが難しくなる．そのため，初めて助成申請する症例としては，外耳道閉鎖症例が望まれる．障害者総合支援法に基づく補装具費支給制度，各自治体による軽中等度難聴児補聴器購入費助成制度どちらであったとしても，気導式補聴器を装用できない小耳症外耳道閉鎖症患者，または，慢性耳漏を伴う中耳炎患者にとって特に有用な補聴器であること，骨導式補聴器と比較し端子による圧迫が少ないため長時間の装用に優れるなどの内容を中心に記載することになる．補聴器助成に対する自治体の姿勢や，他の補聴器を申請した際に必要とされたデータや文言などが，助成申請書作成時の参考となることもある．

障害者総合支援法に基づく
補装具費支給制度を利用した軟骨伝導補聴器助成

補装具費支給制度は障害者総合支援法に基づく制度で，障害者や障害児が日常生活や社会活動を送るうえで，損なわれた身体機能を補完・代替する用具(車椅子，義足，補聴器など)について，定められた額(補装具費)を支給する制度である[4]．原則として障害者は基準額の 1 割の自己負担で済ませることができるが，障害者本人または配偶者の市町村民税の納税額が 46 万円以上の場合は支給対象外となる所得制限が設けられている．障害者総合支援法では，障害者手帳を所持していなくても指定難病として定められた疾患を有しており，定められた障害程度を呈していれば，助成を受けることができるとされている．両側性小耳症・外耳道閉鎖症は指定難病であるため，この規定を用いた助成が期待できるようにも思えるが，聴覚の場合，定められた障害程度は「両側聴力 70 dB 以上」とされているため[4]，両側性小耳症・外耳道閉鎖症を有していても，聴覚障害により障害者手帳の認定を受けられる水準の難聴を認めない場合には，障害者総合支援法に基づく補聴器助成は受けられないといえる．補装具費支給制度に基づいた軟骨伝導補聴器への助成適応に関しては，2019 年に厚生労働省社会・援護局障害保健福祉部企画課自立支援振興室より「補装具費支給に係る Q ＆ A」という形で見解が示された[5]．その中では「気導式補聴器(ポケット型，耳掛け型，耳あな型)，骨導式補聴器のいずれにおいても補聴効果が期待できず，軟骨伝導補聴器が間違いなく適合することが認められる場合は，補装具費基準告示に規定する基準額との差額自己負担として対応するのではなく，特例補装具として支給決定して差し支えない」と記載されている．厚生労働省からの通達は出されたものの，軟骨伝導補聴器を助成対象とするべきか，助成対象とする際の助成額などは各自治体に判断が委ねられている．そのため，補装具費支給制度に基づいた軟骨伝導補聴器への助成判断は地域により異なる結果となっている．特例補装具としての給付が認められ，両耳装用2台分の価格の9割が助成される地域もあれば，補装具費支給制度に基づいた軟骨伝導補聴器の助成を一切認めない地域も存在している．軟骨伝導補聴器の助成が認められたとしても，片耳のみで両耳装用が認められない地域や，気導式補聴器，または骨導式補聴器の補装具費基準告示に規定する基準額のみ助成される地域も存在する．また，軟骨伝導補聴器と骨導式補聴器の装用閾値の比較を求められるなど，助成を申請する際に添付資料が必要な地域も存在している．筆者が渉猟し得た限りでは，気導式補聴器が装用できる正常外耳道を有する例に対し，補装具費支給制度を用いた軟骨伝導補聴器購入費助成が認められた事例は存在しないと思われる．厚生労働省通達の内容にも合致しており，医療経済的な観点も含め，この点に関しては全国的に適切な判断がなされていると考えられる．小耳症外耳道閉鎖症患者は片側罹患に伴う一側性難聴となることが多く，骨導閾値が上昇する例や高度難聴を呈する例では，軟骨伝導補聴器から得られる利得では不十分なことも多い．身体障害者手帳を有している難聴患者に対し，軟骨伝導補聴器を処方する機会は限られるかもしれない．

各自治体による
軽中等度難聴児補聴器購入費助成制度を利用した
軟骨伝導補聴器助成

軽中等度難聴児補聴器購入費助成制度は各自治体により制定された独自の補聴器購入費助成制度である．制度を有している自治体は増加しており，筆者が担当する愛知県では大多数の市町村で同制度が設けられている．県単位で制度を運用している例もある．各自治体が独自に制定する制度であるため，自治体毎により制度が異なるが，主に18歳未満の両側性難聴例が助成対象となることが多く，障害者総合支援法に基づく補装具費支給制度と同様に，障害者本人または配偶者の市町村民税の納税額が46万円以上の場合は支給対象外となることが通例である．助成申請書を記載できる病院を予め指定している自治体もあり注意が必要である．当院にて軟骨伝導補聴器のフィッティングを行い購入に至った症例の約8割が18歳未満であり，身体障害者手帳を有する例も少数であったため，助成適応をもっとも検討した制度となった．軽中等度難聴児補聴器購入費助成制度は制度設計だけでなく，助成判断にも自治体間での差異が生じるため，軟骨伝導補聴器に対する助成申請結果は，自治体毎にばらつきが出る結果となった．当院での購入例の多くは小耳症外耳道閉鎖症例であり，約半数が一側罹患例であった．そのため，主に両側性難聴を適応としている同制度を利用できないケースが散見されたが，人口の多い自治体の一部で一側難聴例に対する助成を認めてもらえたことが奏功し，多くの助成につながる結果となった．その一方で，両側性の小耳症外耳道症例であっても，軟骨伝導補聴器に対する助成を認めないとする自治体も少なからず存在した．助成額に関しては，軟骨伝導補聴器の両耳装用を認め，2台分の価格の9割が助成される自治体もあれば，補聴器の種類にかかわらず定額援助としている自治体，気導式補聴器，または骨導式補聴器の補装具費支給制度における補装具費基準告示に規定する基準額の2/3の額を助成する自治体など様々であった．軽中等度難聴児補聴器購入費助成制度は自治体毎に対応が異なるため，各自治体の対応状況をきめ細やかに把握する必要がある．当院では過去に申請した自治体の助成判断結果を記載する表を作り，以降の助成申請時に役立てる体制を作っている．近隣の自治体と助成制度設計や助成判断が類似する傾向があり，担当者が近隣自治体間で情報交換を行っている可能性が推察される．そのため，初めて助成申請する自治体の場合には，近郊の自治体の助成状況が参考になるケースもある．初めて助成申請する自治体の場合には，親御さんに役所まで伺ってもらい，直接担当者の方と補聴器助成の相談を行ってもらった後

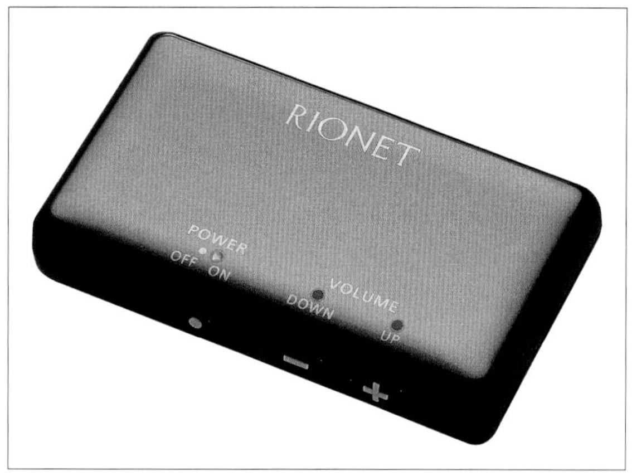

図 1. リオネット社 ワイヤレスアダプター RH-05の外観
本体右側にFM受信機用端子が設けられており，ロジャー受信機のユニバーサルタイプを接続することができる

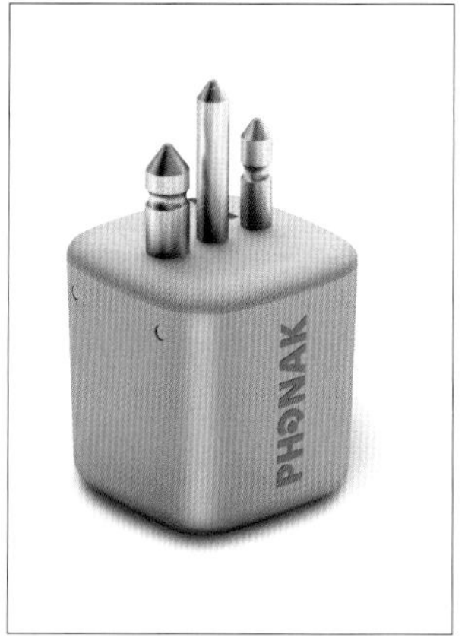

図 2. PHONAK社 ロジャーエックスの外観
ロジャー受信機のユニバーサルタイプである

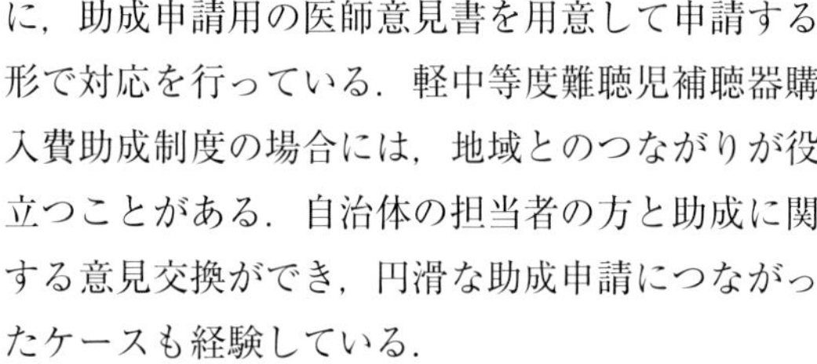

に，助成申請用の医師意見書を用意して申請する形で対応を行っている．軽中等度難聴児補聴器購入費助成制度の場合には，地域とのつながりが役立つことがある．自治体の担当者の方と助成に関する意見交換ができ，円滑な助成申請につながったケースも経験している．

デジタルワイヤレス補聴援助システムを含めた助成対応

軟骨伝導補聴器装用者の多くは健聴な対側耳を有する一側性外耳道閉鎖症患者であるため，デジタルワイヤレス通信が必要となるケースは少ない．一方，両側性外耳道閉鎖症患者の場合にはデジタルワイヤレス補聴援助システムを求められることがある．軟骨伝導補聴器がHB-A2CCへ進化したことにより，リオネット社 ワイヤレスアダプター RH-05(図 1)を用いたデジタルワイヤレス通信の利用が可能となった．軟骨伝導補聴器 HB-A2CCにはデジタルワイヤレス通信の受信機としての機能が予め設けられており，追加料金なしで受信機機能を利用することができる．そのため，送信機であるワイヤレスアダプター RH-05のみを購入し設定を行うだけでデジタルワイヤレス通信が可能となる．ワイヤレスアダプター RH-05は1台で2台の軟骨伝導補聴器 HB-A2CCと同時接続することができるため，HB-A2CC両耳装用例に両耳へのデジタルワイヤレス通信環境を整えたとしても，費用は1台分のワイヤレスアダプター RH-05の価格である44,000円のみで済む．デジタルワイヤレス補聴援助システムとしてはPHONAK社のロジャーが広く用いられているが，ロジャーに対する助成も認めている自治体であれば，より低価格であるワイヤレスアダプター RH-05への助成を認めてもらえる可能性は高いと考えられる．なお，ワイヤレスアダプター RH-05には外部入力端子としてFM受信機用端子が設けられており，この端子を用いれば，ロジャー受信機のユニバーサルタイプであるロジャーエックス(図 2)をアナログ接続することができる．つまり，ワイヤレスアダプター RH-05を介することにより，軟骨伝導補聴器 HB-A2CCでも間接的にロジャーを用いたデジタルワイヤレス通信に対応できる．この方法を用い，軽中等度難聴児補聴器購入費助成制度を利用したうえで，ロジャーを中心としたデジタルワイヤレス通信環境を整えた1例を経験したため提示する．

症　例：両側伝音難聴，第1第2鰓弓症候群，左外耳道狭窄症を有する6歳児

【経　過】 新生児聴覚スクリーニング検査にて両耳 Refer．確定診断と補聴のため小児難聴専門病院を受診．外耳道狭窄症を有する左耳はイヤー

モールド作成が困難であったため，1歳時より右耳へ耳掛け型気導補聴器を装用していた．左耳への補聴を希望され3歳時に当院を紹介受診．気導聴力閾値は4分法にて右耳37.5 dB，左56.3 dBであり，骨導閾値の上昇は認めなかった．軟骨伝導補聴器 HB-J1CC のフィッティングを行ったところ 30 dB 程度と良好な装用閾値を得ることができ，購入方針となった．お住まいの自治体の軽中等度難聴児補聴器購入費助成制度を利用しようとしたところ，思わぬ理由で却下となる．こちらの自治体では5年毎の補聴器購入費助成を行ってくれるのだが，「両耳への助成を希望する場合には補聴器2台の同時申請が必要」という非常に珍しい規定が設けられていた．本症例では1歳時に右耳の気導式補聴器に対し助成制度を利用したため，3歳時の軟骨伝導補聴器購入時には助成制度を利用できず，全額自費で購入する形となった．その後，一家は難聴児療育環境や補聴器購入費助成制度に恵まれた名古屋市へ転居された．聾学校小学部への進学に際し，デジタルワイヤレス通信環境に対応する必要が生じ相談をいただいた．進学先の聾学校ではデジタルワイヤレス通信対応はロジャーに限っており，親御さんはロジャーに対応した両耳へのデジタルワイヤレス通信の実現と，両耳への補聴器購入費助成制度活用を希望されていた．名古屋市の軽中等度難聴児補聴器購入費助成制度では，両耳装用のためにロジャー受信機を2台処方することが認められており，右耳の気導式補聴器は交換時期となっていた．先例のないケースであったが，ワイヤレスアダプター RH-05 とロジャー受信機を1台ずつ処方するほうが，ロジャー受信機2台分の金額より割安であるため，助成を認めてもらえる可能性は高いと考えた．そこで，ワイヤレスアダプター RH-05 とロジャーエックス受信機を1台ずつ用意したうえで，左耳は軟骨伝導補聴器 HB-A2CC へ更新，右耳はワイヤレスアダプター RH-05 のワイアレス通信に対応するリオネット社の気導式補聴器へ更新する方法を提案し，名古屋市からは助成を認めていただけた．現在，本児はこのワイアレスシステムを利用し学業に励んでおられる．

おわりに

軟骨伝導補聴器への助成申請が可能な制度として，障害者総合支援法に基づく補装具費支給制度と，各自治体による軽中等度難聴児補聴器購入費助成制度に対する対応を中心に記載した．助成申請を考えるうえで，地域の助成制度の要項や助成状況を把握することが必要不可欠である．軟骨伝導補聴器の助成申請歴のない自治体へ初めて助成申請する場合には，今回の申請結果が今後の助成判断の先例となり得るため，特に慎重な対応が望まれる．

文　献

1) 西村忠己，細井裕司，北原　糺ほか：20歳以下の症例での軟骨伝導補聴器のフィッティング結果と公的支援．小児耳，**42**：291-296, 2021.
Summary　軟骨伝導補聴器のフィッティング例への公的支援の現状に関して調査した．公的支援の可否は居住地域により差があり，支援を得られず購入を断念した症例も認めた．
2) Nishimura T, Hosoi H, Shimokura R, et al：Cartilage Conduction Hearing and Its Clinical Application. Audiol Res, **11**：254-262, 2021.
3) Sugimoto S, Yoshida T, Fukunaga Y, et al：Comparative Analysis of Cartilage Conduction Hearing Aid Users and Non-Users：An Investigative Study. Audiol Res, **13**：563-572, 2023.
4) 石川浩太郎：聴覚障害者への公的支援．Audiol Jpn, **65**：107-112, 2022.
Summary　身体障害者福祉法に基づく聴覚障害の認定や，障害者総合支援法に基づく補装具費支給制度に対し，実例も提示しつつ概略した．
5) 厚生労働省社会・援護局障害保健福祉部 企画課自立支援振興室：補装具費支給に係るQ & Aの送付について．https://www.mhlw.go.jp/content/000538725.pdf（2019.8.8）
Summary　気導式補聴器，骨導式補聴器のいずれにおいても補聴効果が期待できず，軟骨伝導補聴器が間違いなく適合する場合には，特例補装具として支給決定して差し支えない．

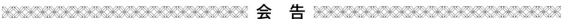

第 34 回　日本耳科学会
テーマ「耳科学～小さな宇宙を究める～」

会　期：2024 年 10 月 2 日（水）～5 日（土）

会　場：ウインクあいち（愛知県産業労働センター）
〒 450-0002　愛知県名古屋市中村区名駅 4 丁目 4-38

会　長：曾根三千彦（名古屋大学大学院医学系研究科頭頸部・感覚器外科学耳鼻咽喉科教授）

演題募集期間：2024 年 3 月 5 日（火）正午～4 月 30 日（火）正午

WEB サイト：https://www.congre.co.jp/jos34/

【事務局】 名古屋大学大学院医学系研究科 耳鼻咽喉科学教室
〒 466-8550　名古屋市昭和区鶴舞町 65
Tel：052-744-2323／Fax：052-744-2325
事務局長：吉田忠雄

FAXによる注文・住所変更届け

改定：2024年1月

毎度ご購読いただきましてありがとうございます.

読者の皆様方に弊社の本をより確実にお届けさせていただくために，FAXでのご注文・住所変更届けを受けつけております．この機会に是非ご利用ください.

◇ご利用方法

FAX専用注文書・住所変更届けは，そのまま切り離してFAX用紙としてご利用ください．また，注文の場合手続き終了後，ご購入商品と郵便振替用紙を同封してお送りいたします. **代金が税込5,000円をこえる場合，代金引換便とさせて頂きます.** その他，申し込み・変更届けの方法は電話，郵便はがきも同様です.

◇代金引換について

代金が税込5,000円をこえる場合，代金引換とさせて頂きます．配達員が商品をお届けした際に，現金またはクレジットカード・デビットカードにて代金を配達員にお支払い下さい(本の代金＋消費税＋送料)．(※年間定期購読と同時に5,000円をこえるご注文を頂いた場合は代金引換とはなりません．郵便振替用紙を同封して発送いたします．代金後払いという形になります. 送料は，定期購読を含むご注文の場合は弊社が負担します)

◇年間定期購読のお申し込みについて

年間定期購読は，1年分を前金で頂いておりますため，代金引換とはなりません．郵便振替用紙を本と同封または別送いたします．送料弊社負担，また何月号からでもお申込み頂けます.

毎年末，次年度定期購読のご案内をお送りいたしますので，定期購読更新のお手間が非常に少なく済みます.

◇住所変更届けについて

年間購読をお申し込みされております方は，その期間中お届け先が変更します際，必ずご連絡下さいますようよろしくお願い致します.

◇取消，変更について

取消，変更につきましては，お早めにFAX，お電話でお知らせ下さい.

返品は，原則として受けつけておりませんが，返品の場合の郵送料はお客様負担とさせていただきます．その際は必ず弊社へご連絡ください.

◇ご送本について

ご送本につきましては，ご注文がありましてから約1週間前後とみていただきたいと思います.

◇個人情報の利用目的

お客様から収集させていただいた個人情報，ご注文情報は本サービスを提供する目的(本の発送，ご注文内容の確認，問い合わせに対しての回答等)以外には利用することはございません.

その他，ご不明な点は弊社までご連絡ください.

株式会社 全日本病院出版会
〒113-0033 東京都文京区本郷3-16-4-7F
電話03(5689)5989　FAX03(5689)8030　郵便振替口座00160-9-58753

年　　月　　日

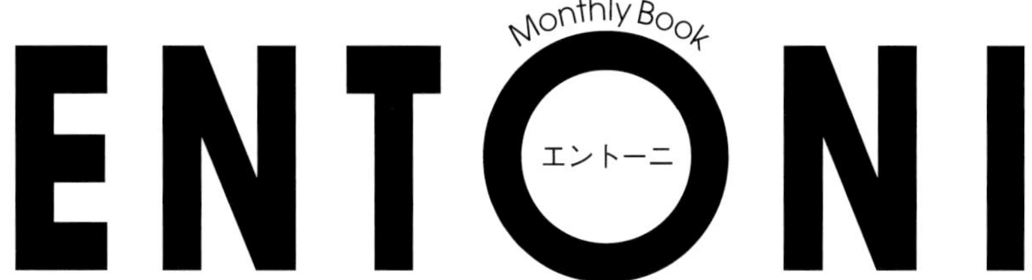

FAX 専用注文書

「Monthly Book ENTONI」誌のご注文の際は，この FAX 専用注文書もご利用頂けます．また電話でのお申し込みも受け付けております．毎月確実に入手したい方には年間購読申し込みをお勧めいたします．また各号 1 冊からの注文もできますので，お気軽にお問い合わせください．

バックナンバー合計 5,000 円以上のご注文は代金引換発送

—お問い合わせ先—
㈱全日本病院出版会　営業部
電話 03(5689)5989　　FAX 03(5689)8030

□年間定期購読申し込み　No.　　から

□バックナンバー申し込み

No.　－　冊	No.　－　冊	No.　－　冊	No.　－　冊
No.　－　冊	No.　－　冊	No.　－　冊	No.　－　冊
No.　－　冊	No.　－　冊	No.　－　冊	No.　－　冊
No.　－　冊	No.　－　冊	No.　－　冊	No.　－　冊

□他誌ご注文

冊	冊

お名前	フリガナ ㊞	電話番号
ご送付先	〒　－ □自宅　□お勤め先	
領収書　無・有　(宛名：　　)		

FAX 03-5689-8030 全日本病院出版会行

FAX 03-5689-8030
全日本病院出版会行

年　　月　　日

住所変更届け

お名前	フリガナ
お客様番号	毎回お送りしています封筒のお名前の右上に印字されております8ケタの番号をご記入下さい。
新お届け先	〒　　　都道府県
新電話番号	（　　　　）
変更日付	年　　月　　日より　　　　月号より
旧お届け先	〒

※ 年間購読を注文されております雑誌・書籍名に✓を付けて下さい。

- □ Monthly Book Orthopaedics（月刊誌）
- □ Monthly Book Derma.（月刊誌）
- □ Monthly Book Medical Rehabilitation（月刊誌）
- □ Monthly Book ENTONI（月刊誌）
- □ PEPARS（月刊誌）
- □ Monthly Book OCULISTA（月刊誌）

FAX 03-5689-8030
全日本病院出版会行

Monthly Book ENTONI バックナンバー

No.244 編集企画／羽藤直人
耳鼻咽喉科の問診のポイント
―どこまで診断に近づけるか― 増刊号 5,400 円＋税

No.248 編集企画／神田幸彦
補聴器・人工中耳・人工内耳・軟骨伝導補聴器
―聞こえを取り戻す方法の比較―

No.249 編集企画／將積日出夫
エキスパートから学ぶめまい診療
増大号 4,800 円＋税

No.250 編集企画／藤枝重治
詳しく知りたい！舌下免疫療法

No.253 編集企画／小林一女
聴覚検査のポイント―早期発見と適切な指導―

No.254 編集企画／白崎英明
口腔アレルギー症候群―診断と治療―

No.256 編集企画／岩﨑真一
めまい・ふらつき―QOL 向上をめざした診療―

No.257 編集企画／市村恵一
みみ・はな・のどの外来診療 update
―知っておきたい達人のコツ 26― 増刊号 5,400 円＋税

No.258 編集企画／佐野 肇
耳鳴・難聴への効果的アプローチ

No.260 編集企画／岡野光博
高齢者の鼻疾患

No.261 編集企画／小川 洋
先天性サイトメガロウイルス感染症と難聴
―診断・予防・治療―

No.262 編集企画／中田誠一
ここが知りたい！ CPAP 療法

No.263 編集企画／小林俊光
エキスパートから学ぶ最新の耳管診療
増大号 4,800 円＋税

No.264 編集企画／須納瀬 弘
耳鼻咽喉科外来処置での局所麻酔

No.265 編集企画／中川尚志
耳鼻咽喉科疾患とバリアフリー

No.266 編集企画／室野重之
知っておきたいみみ・はな・のどの感染症
―診断・治療の実際―

No.267 編集企画／角南貴司子
“めまい”を訴える患者の診かた

No.268 編集企画／野中 学
頭痛を診る―耳鼻いんこう科外来での pitfall―

No.269 編集企画／鈴木幹男
耳鼻咽喉科頭頸部外科手術の危険部位と合併症
―その対策と治療―

No.270 編集企画／櫻井大樹
耳鼻咽喉科医が知っておきたい薬の知識
―私はこう使う― 増刊号 5,400 円＋税

No.271 編集企画／伊藤真人
子どもの難聴を見逃さない！

No.272 編集企画／朝蔭孝宏
高齢者の頭頸部癌治療
―ポイントと治療後のフォローアップ―

No.273 編集企画／吉川 衛
Step up！ 鼻の内視鏡手術―コツと pitfall―

No.274 編集企画／平野 滋
みみ・はな・のど アンチエイジング

No.275 編集企画／欠畑誠治
経外耳道的内視鏡下耳科手術（TEES）

No.276 編集企画／吉崎智一
耳鼻咽喉科頭頸部外科 見逃してはいけないこの疾患
増大号 4,800 円＋税

No.277 編集企画／折田頼尚
どうみる！頭頸部画像―読影のポイントと pitfall―

No.278 編集企画／木村百合香
耳鼻咽喉科領域におけるコロナ後遺症
―どう診る，どう治す―

No.279 編集企画／工 穣
オンライン診療・遠隔医療のノウハウ
―海外の状況も含めて―

No.280 編集企画／藤本保志
嚥下障害を診る

No.281 編集企画／山﨑知子
ヒトパピローマウイルス（HPV）
―ワクチン接種の積極的勧奨にあたり知っておくべき知識―

No.282 編集企画／萩森伸一
顔面神経麻痺を治す

No.283 編集企画／守本倫子
見逃さない！子どものみみ・はな・のど外来診療
増刊号 5,500 円＋税

No.284 編集企画／山本 裕
みみを診る―鑑別診断のポイントと治療戦略―

No.285 編集企画／三澤 清
頭頸部癌治療の新しい道―免疫・薬物療法―

No.286 編集企画／清水猛史
アレルギー性鼻炎・慢性副鼻腔炎の薬物療法
―適応と効果―

No.287 編集企画／古川まどか
頭頸部外来診療におけるエコー検査活用術

No.288 編集企画／堀井 新
めまい検査を活用しよう―適応と評価―

No.289 編集企画／大島猛史
みみ・はな・のどの“つまり”対応
増大号 4,900 円＋税

No.290 編集企画／山下 勝
大人と子どもの首の腫れ

No.291 編集企画／楯谷一郎
頭頸部外科領域における鏡視下・ロボット支援下手術

No.292 編集企画／近松一朗
知っておくべきアレルギー・免疫の知識

No.293 編集企画／角田篤信
みみ・はな・のど診療に内視鏡をどう活かすか？

通常号⇒ No.278 まで 本体 2,500 円+税
No.279 以降 本体 2,600 円+税
※その他のバックナンバー，各目次等の詳しい内容は HP（www.zenniti.com）をご覧下さい．

次号予告

扁桃手術の適応と新しい手技

No. 295（2024 年 4 月号）

編集企画／札幌医科大学教授　高野賢一

扁桃手術の歴史を知る　伊藤　真人
扁桃病巣疾患を診断する　熊井　琢美
小児の睡眠時無呼吸と扁桃　安達　美佳
成人の睡眠時無呼吸と扁桃　新谷　朋子
パワーデバイスによる新しい扁桃手術
（1）コブレーター　河野　正充ほか
（2）マイクロデブリッダー　島田　茉莉
（3）BiZact^{TM}　岡村　純
外視鏡を用いた扁桃手術　八木　正夫
気をつけたい扁桃手術の合併症　大堀純一郎
扁桃癌ロボット手術　藤原　和典

No. 294　編集企画：
細井裕司　奈良県立医科大学理事長・学長

Monthly Book ENTONI　No.294

2024 年 3 月 15 日発行（毎月 1 回 15 日発行）
定価は表紙に表示してあります.
Printed in Japan

発行者　末　定　広　光
発行所　株式会社　全日本病院出版会
〒113-0033 東京都文京区本郷 3 丁目 16 番 4 号 7 階
電話（03）5689-5989　Fax（03）5689-8030
郵便振替口座 00160-9-58753

印刷・製本　三報社印刷株式会社　電話（03）3637-0005
広告取扱店　株式会社文京メディカル　電話（03）3817-8036